修复力
——唤醒人体智能修复

祝一萍　高荣荣　著

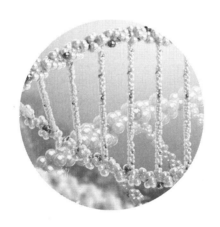

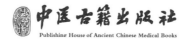

图书在版编目（CIP）数据

修复力：唤醒人体智能修复 / 祝一萍，高荣荣著． —北京：中医古籍出版社，2022.11
ISBN 978-7-5152-2450-3

Ⅰ．①修⋯ Ⅱ．①祝⋯ ②高⋯ Ⅲ．①中医学—保健—基本知识 Ⅳ．① R212

中国版本图书馆 CIP 数据核字（2022）第 175847 号

修复力：唤醒人体智能修复
祝一萍　高荣荣　著

策划编辑	李　淳
责任编辑	李　炎
封面设计	谢定莹
出版发行	中医古籍出版社
社　　址	北京市东城区东直门内南小街 16 号（100700）
电　　话	010-64089446（总编室）010-64002949（发行部）
网　　址	www.zhongyiguji.com.cn
印　　刷	北京市泰锐印刷有限责任公司
开　　本	710mm×1000mm　1/16
印　　张	20
字　　数	326 千字
版　　次	2022 年 11 月第 1 版　2022 年 11 月第 1 次印刷
书　　号	ISBN 978-7-5152-2450-3
定　　价	68.00 元

前言

人体比我们想象的更智慧

一个毛孔，一根微针，打造更健康的人生！本书是作者"人体探索与发现"系列的第一本书。作者写作本书的目的是希望人们能够从多层面、多角度去了解人体，认识人体，更好、更合理地利用自己的身体，充分发挥人体自主修复潜能，从病因（作者注：病因是指引起疾病的内因和外因，疾病是由外因和内因合力形成的）入手，切断外因，清排内因［作者注：清排是指清理并排出；内因是指引起疾病的内在因素，包括引起内环境变化的垃圾物质（不良信息或负面信息）和人体"存储空间"大小两方面］，使机体自主恢复功能状态，在疾病自然消失的同时，能有效预防疾病，让人们远离疾苦，快乐人生！

我们的身体比我们想象的更智慧。除了通过中医内证和现代医学等手段了解到的人体功能系统外，人体内还隐藏着一些备用的功能系统，来应对日益复杂的生存环境给人类健康带来的威胁。作者在长期对人体进行实践探索研究的过程中，特别重视人体整体开放性、人体活力（作者注：人体活力即指细胞组织的活力，也就是细胞组织接受、释放和感知信息的能力）、人体的特性（作者注：人体的特性即指人体具有非牛顿流体的特性。人身上的血液、淋巴液、囊液等多种体液，以及像细胞质那样的"半流体"都属于非牛顿流体），以及天人合一的思想，故而有幸地发现了隐藏在人体里的三大系统。首先发现的是负责解决疾病问题，具有"同步防治疾病"功能的人体智能修复系统，在运用此系统的过程中，又发现了负责应对一切外部事物（作者注：应对一切外部事物是指对以不同方式接触或进入机体的一切外源，进行监视、抵御、检测、识别、包裹、蚕食等，如对食物的安全、卫生情况进行检测及处理），具有"自卫和安检"功能的应卫系统，以及负责处理一切内部事物［作者注：处理一切内部事物是指对破坏机体内环境稳定的垃圾物质（不良信息和物质，本书均指此意，后不罗列）的来源、类别及路径，予以登记、释放、存储等］，具有"后勤管理"功能的记储释忆系统（作者注：这三大系统的名称是作者根据它们的功能、特点来命名的，具体内容将在作者的下一本书《人体智能医学》中详解），这几个系统与机体其他系统相互协调，共同维护着人体身、心、灵三方面的健康。

作者通过对这些系统深入地研究，了解到了外因、内因、疾病与身体之间的关系，也就是我们常说的缘、因、果与人之间的关系。又通过对外因、内因、疾病与身体之间的关系做更进一步的研究，找到了疾病形成的原因；了解了疾病的演变过程以及人们获得健康更适合的方式方法。潜水员潜入大海到达一定深度时，会出现减压症，科学家在这些潜水员体内发现了大量的"气"，这一重大发现，无疑是在引导我们要去对人体做更深层次的探究，去了解潜水员体内"气"的来源、"气"的作用及其与减压症之间的关系等。通过研究外因、内因、疾病与身体之间的关系，就可以清楚地知道，潜水员胸腔里的"气"是海水压力超过潜水员身体的承受能力时，机体产生的一种自我保护物质，目的是保护机体不受伤害，同时提醒潜水员应当马上离开当前环境；减压症是"气"瘀积在胸腔内，占用了胸腔的空间，影响了正常的血液循环后产生的一系列症状反应。明白了这些关系，对防治减压症将起到非常积极的作用。由此可见，只有对人体有更全面、更客观的了解后，才能应对现代工业文明、现代都市生活给人们带来的一系列健康问题，才能更准确地做好平时生活中的注意与防范，减少疾病的发生。

人体智能修复系统是人体内与生俱来的一个自主修复体系，由人体普通智能修复系统、人体中级智能修复系统和人体高级智能修复系统三个子系统组成。本书重点介绍人体普通智能修复系统的功能特点、诊断方法、实用价值、实际操作等内容。

本书以自然平实的语言，条理清晰的叙述，图文并茂的形式，为读者揭示人体更多的奥秘。带领读者多层面、多角度地去了解我们的身体，去探索我们的身体，更好、更合理地保护自己的身体。翻开这本书，更多的是让我们学会"向内求"，去触达身体最奇妙之处，去了解疾病形成的来龙去脉，以及合适、合理的防治方法，让我们拥有真正的健康。

本书是作者在长期实践研究、观察总结过程中，发现的人体内隐藏的一些神奇的功能系统，先教大家解决一些常见病症，解除痛苦，同时做个铺垫，为更全面地了解奇妙的人体拉开序幕。人们对于一个新概念或一个新生事物的诞生，都有一个理解、接受的过程，不同的人在这个过程中难免会有一些认知上的差异与分歧，作者希望能与大家一道多交流、多探讨，更好地完善人体智能医学这门新学科，帮助大家解除疾苦，为人类健康做出小小的贡献。

认识身体，了解身体，尊重生命，敬畏自然，是人类健康发展的前提保障！

目 录

一、引 子 / 001

- 1. 我与人体智能修复系统 / 002
- 2. 疾病是机体损伤时的一种表达 / 008

二、人体智能修复系统 / 013

- 1. 认识人体智能修复系统 / 014
- 2. 人体智能修复系统的三个子系统 / 016

三、人体智能修复系统探秘 / 019

- 1. 人体普通智能修复系统 / 020
- 2. 人体普通智能修复系统的原理 / 020
- 3. 人体普通智能修复系统的特点 / 022
- 4. 人体普通智能修复系统如何诊断 / 024
- 5. 唤醒人体普通智能修复系统 / 027
- 6. 人体普通智能修复系统的实用价值 / 031

四、人体普通智能修复举例 / 077

- 1. 修复肩颈劳损 / 079

- 2. 修复肌肉酸痛、运动损伤 / 081
- 3. 修复冻疮 / 085
- 4. 修复痤疮（疔疮）/ 086
- 5. 修复视力模糊 / 087
- 6. 修复磕碰伤 / 089
- 7. 修复骨盆移位 / 090
- 8. 修复皮肤瘙痒 / 091
- 9. 修复轻度烫伤（烧伤）/ 093
- 10. 修复全身沉重（体能弱、精力不足）/ 094
- 11. 修复辣椒刺激皮肤引起的痒痛 / 096
- 12. 修复蚊虫叮咬 / 097
- 13. 修复马蜂蜇伤 / 098
- 14. 修复术后损伤 / 099
- 15. 修复飞蚊症、眼睛疲劳、眼睛干涩、迎风流泪等 / 100
- 16. 修复键盘手 / 103
- 17. 修复儿童换牙时牙痛 / 104
- 18. 修复上肢重、上手臂肌肉松弛 / 105
- 19. 修复乳房胀痛、乳腺增生 / 107
- 20. 修复食物中毒 / 109
- 21. 修复季节过敏性鼻炎 / 110
- 22. 修复季节过敏性哮喘 / 112
- 23. 修复酒精中毒 / 114
- 24. 修复头痛、头晕、头蒙、头中热、头空、头闷等头部问题 / 116
- 25. 修复痛经 / 119
- 26. 修复腿无力（腿部衰老）/ 121
- 27. 修复背痛 / 123
- 28. 修复牙痛 / 125
- 29. 修复中风后遗症 / 127
- 30. 修复腹痛、肚子痛 / 129

- 31. 修复腰痛 / 132
- 32. 修复胸痛、胸闷 / 135
- 33. 修复上腭痛 / 137
- 34. 修复手腕痛 / 138
- 35. 修复夏天怕冷、身体一侧怕冷 / 140
- 36. 修复心动过速、心律不齐、心绞痛等心脏病 / 140
- 37. 修复肥胖 / 142
- 38. 修复阴道刺痛、阴道痒等妇科疾病 / 144
- 39. 修复踝关节痛 / 147
- 40. 修复胃食管反流 / 148
- 41. 修复抑郁症 / 150
- 42. 修复口腔溃疡 / 152
- 43. 修复急、慢性支气管炎 / 153
- 44. 修复外伤性休克 / 155
- 45. 修复各种过敏性疾病 / 156
- 46. 修复鼻子上火 / 159
- 47. 修复注意力不集中 / 160
- 48. 修复胳膊痛 / 162
- 49. 修复胸口紧、上腹胀、心烦 / 163
- 50. 修复淋巴结结节 / 165
- 51. 修复脾虚、嗜甜嗜辣 / 166
- 52. 修复外阴痒 / 167
- 53. 修复疑似多动症 / 169
- 54. 修复肩无力 / 170
- 55. 修复打鼾 / 172
- 56. 修复尿频、尿急、尿痛 / 174
- 57. 修复嘴角溃疡 / 176
- 58. 修复中暑 / 177
- 59. 修复坐骨神经痛 / 178

- 60. 修复肘尖痛、手臂外侧痛、肩内侧痛 / 181
- 61. 修复风湿指 / 183
- 62. 修复疲劳 / 185
- 63. 修复慢性鼻炎、鼻腔干燥 / 187
- 64. 修复足弓紧 / 189
- 65. 修复慢性咽炎 / 191
- 66. 修复胃堵、胃胀 / 194
- 67. 修复头热 / 195
- 68. 修复失眠 / 197
- 69. 修复医美问题——祛痣、祛疤痕 / 199
- 70. 修复肠易激综合征 / 200
- 71. 修复银屑病 / 202
- 72. 修复痛风 / 203
- 73. 修复舌尖溃疡 / 205
- 74. 修复胃空、易饥 / 207
- 75. 修复痔疮、便血、肛门刺痛、肛门痒 / 208
- 76. 修复肺炎 / 211
- 77. 修复鼻窦炎 / 213
- 78. 修复筋紧，增强体能 / 215
- 79. 修复扁桃体肿大、扁桃体炎 / 216
- 80. 修复发烧 / 218
- 81. 修复肩周痛 / 219
- 82. 修复咳嗽 / 221
- 83. 修复早期强直性脊柱炎 / 223
- 84. 修复膝关节痛 / 226
- 85. 修复肘关节痛 / 228
- 86. 修复手掌痛、手掌开裂 / 230
- 87. 修复舌干、口苦，嘴唇干燥 / 232
- 88. 修复糖尿病症状 / 233

- 89. 修复静脉曲张 / 235
- 90. 修复带状疱疹及带状疱疹后遗神经痛 / 236
- 91. 修复呼吸困难 / 237
- 92. 修复感冒 / 239
- 93. 修复红眼病（眼红、眼痒）/ 240
- 94. 修复小腿肚抽筋 / 242
- 95. 修复咽喉异物症 / 243
- 96. 修复大腿内侧疼 / 245
- 97. 修复股骨头坏死 / 246
- 98. 修复颈椎病 / 249
- 99. 修复腰椎间盘突出 / 250
- 100. 修复胃痛、上腹胀 / 252
- 101. 修复湿疹 / 254
- 102. 修复癌细胞扩散导致的疼痛 / 255
- 103. 修复眼底静脉栓塞 / 258
- 104. 修复咽喉痛 / 258
- 105. 修复高血压症状 / 261
- 106. 修复甲亢 / 263
- 107. 修复面瘫 / 265
- 108. 修复脚背痛 / 267
- 109. 修复腱鞘炎 / 268
- 110. 修复网球肘 / 270
- 111. 修复手麻 / 272
- 112. 修复脚气 / 274
- 113. 修复神经性皮炎 / 274
- 114. 修复食物不耐受 / 276
- 115. 修复甲状腺囊肿或甲状腺结节 / 278
- 116. 修复前列腺炎 / 280
- 117. 修复小儿肺炎 / 282

- 118. 修复小儿腹泻 / 284
- 119. 修复小儿厌食 / 285
- 120. 修复小儿上呼吸道感染 / 287

附录一　人体普通智能修复的开关索引 / 289

附录二　人体普通智能修复的日常保健 / 301

致读者 / 305

后　记 / 307

一、引 子

世界上一切事物、现象的发生都有其存在的关系和条件。

世界上一切事物、现象的发生都有其存在的关系和条件。如果没有这个关系和条件，任何事物和现象都无法发生。

1. 我与人体智能修复系统

随着越来越多朋友对人体智能修复系统关注度的高涨，大家对"我是怎么发现这套系统的"这一问题非常感兴趣。为了解答广大朋友及读者心中的疑问，我将讲述我与人体智能修复系统的奇缘。

好奇心是最好的导师

发现人体智能修复系统，这事还得从我儿时说起。我出生在一个农民家庭，家里有姐妹四个，我排行老二，父亲因公致残的那一年我才六岁，母亲便成了家中的顶梁柱，一人扛起了整个家。儿时的我体质较差，经常感冒发烧，胸闷难受。因没钱去医院看病，每次生病，母亲都会用一些土方法给我治病。发烧时，母亲会在水缸下面捏一团泥贴在我的额头，很快就能退烧，屡用屡效；胸闷难受时，母亲会在玻璃杯里打一个鸡蛋，杯口盖上一块黑色的布，倒立于我胸口，在胸口不停地画圈，或者从自己头上剪点头发，拌点食用油，在我胸口上揉，母亲手掌下的头发会越揉越紧，甚至成一团硬块，怎么扯也扯不动，但我的症状会随之缓解，甚至消失。在这三种土方法中，给我印象最深的，还是用头发拌点食用油在胸口揉，因为这个方法戳穿过我的谎言。小时候的我很调皮，喜欢偷懒，不爱做事儿。大家都知道，偷懒最好的办法就是装病，需要我做事的时候，便借口说自己不舒服，胸闷难受。母亲依旧会用头发拌点食用油在我胸口揉，但头发出现了异常的现象，越揉越散，一根一根地零碎分散着，怎么捏揉都不会在一起。一次、两次，母亲还没太在意，次数多了，母亲便发现了一个规律，需要我做事时生的病，头发都会越揉越散。谎言毕竟是谎言，一定会有被戳穿的时候。但这一现象却在我心中留下了很大的疑问，是什么原因导致了这两种不同效果的产生呢？

我十二岁那年，姐妹都要上学了，家中条件越发困难，为了生活和学费，父亲开始给人治病，治病的方法很是神奇，是用一杯"水"给患者治病。那时候我侍诊的机会相对较多，每来一位患者，父亲都会要我给患者倒一杯水，当我把水递给患者后,父亲会说"分三口喝完",患者就毕恭毕敬地将这杯普通的水分三口喝完。神奇的是,患者喝完这杯普通的水后,症状会奇迹般地消失。印象最深的一次,是南县来的一位女患者,40多岁,当时她右手瘫痪,不能动弹,久治无效,后经人介绍找到我父亲,她分三口喝完杯中的水后,手竟神奇般地可以动了。站在一旁侍诊的我,亲眼目睹了这一神奇的现象,同时开始思考一个问题,父亲并没有接触到患者的身体,"水"也是家人平时喝的,没有特别之处,那么患者的"病"是怎么被治好的呢?从民间流传的故事当中,我找到了父亲用一杯"水"治病的来源。原来,我的先祖是南宋时期的通判官,也是一位医术了不起的郎中,他开的药方非常灵验,往往药到病除,受到当地百姓的敬仰,且传颂至今。在汉寿县政协编写的《故事汉寿》里,我也找到了相应的记载,书中有专门的章节详细讲述了先祖在流浪期间,仍不忘为百姓解除疾苦的事迹与善举。先祖主要用中草药和祝由术为百姓解除疾苦,很多方法都是口口相传,到曾祖父及父亲这一辈时,遗留下来的主要是一些土方法和一杯给人治病的"水"。一杯"水"治病的医术在古中医分类中,属于古代中医的祝由术。

一个个神奇的现象和一连串的问题伴随着我一天天长大,无论是先祖的善举,还是那些土方法和那一杯神奇的"水",都注定影响我的一生。

博采众长,务实践行,翻开人类健康新篇章

长大后,我怀着对博大精深中医文化的神往与热爱,开始研读各种中医经典书籍,如《黄帝内经》《难经》《灸绳》《伤寒论》《医林改错》《三才图绘》《黄帝内经十二经络揭秘》《十四经发挥》等,还拜读了钱学森的《论人体科学与现代科技》,日本泽田键的《针灸真髓》和一些近代医学书籍与研究成果,包括西医的神经学、解剖学、细胞学、病理学等。

从1993年开始,我以探索的心态从传统中医入手,钻研各种中医调理,如针灸、推拿、拔罐、刮痧等,从理论到实践,不断探索,对人体进行了长达25年的研究。在此期间,我曾多方拜访民间高手,如有用一穴治疗糖尿病的,用三针治疗各种顽疾的,用药物涂抹耳穴治疗结石的,点穴治疗中风偏瘫的,等等。通过对古今医学知识的学习与思考,帮助我较全面地了解到古今疾病的特点与成因,以及古今中外各种治疗方法的效果、原理及优劣。在尊重传统医学和现代医学的同时,也产生了两个疑问:古代文明和现代文明相同吗?换句话说,古今疾病的成因相同吗?还有"何为内求"?传统中医的治病原理是"辨证论治,以偏纠偏",是利用药物的偏性或针灸手法等手段来平衡身体的偏性;现代医学则是"辨病论治",是利用药物抑制、干预或切换代偿等手段来改善症状。从我对事物的认知角度来看,这些方法基本上都属于"外求"范畴,那么真正的"内求"在哪里?

为了丰富自己的临床经验,2006年,我在湖南省中医药研究院附属医院进修了半年针灸。在进修期间,发生了一件非常令人不解的事情,令我终生难忘,同时也倍感自己肩上责任之重大。我在每次实操过程中,都会仔细观察针刺、灸疗、拔罐、点穴时,患者身体发生的细微变化,并详细记录下来,同时与患者保持沟通交流。比如针刺前,会先了解患者前一天的治疗情况,再根据患者反映的情况制定合适的治疗方案;针刺时,会在相关穴位及其周围细心触摸探查,以此来确定针刺的准确位置,减少患者的痛苦,提高疗效;行针时,会与患者保持沟通,了解患者的体感与症状的变化情况;拔针时,会先用手指在针刺部位周围轻轻敲击,待肌肉完全松弛后,再拔针,减少针刺后不适的发生。拔罐时,也会认真选定拔罐位置,避免盲拔或多拔,一般控制在5个左右,之后会仔细观察每个罐子内皮肤颜色的变化,再根据皮肤颜色的变化情况,来确定留罐的时间。比如,有的罐子拔上后,拔罐部位的皮肤颜色会越来越深,像这样的拔罐部位,留罐时间可以长一点,直到拔罐部位的皮肤颜色不变化,再取下罐子;而有些罐子拔上去以后,拔罐部位的皮肤颜色会变淡,此时,应该立刻取下罐子。我给患者拔罐时,每一个拔罐部位的留罐时间基本上都不太一样。实践证明,选择精准拔罐部位和根据拔罐部位的皮肤颜色变化情况来决定留罐时间,拔罐效果会更好。"用心做事,把安全和对生命的尊重永远放在第一位",是我始终践行的宗旨和原则。也许这一切都被患者看在了眼里,记在了心上,无论男女老少,都异口同声地对我说过一句话"你将来会成为一名了不起的大夫"。因为这句话,我还遭到同科室实习生强烈的嫉妒;也因为这句话,使我在以后的探索研究中更加严谨,更加努力。

2010年,我从湖南长沙来到了深圳,深圳是一个包容性非常强的城市,也是站在改革开放最前沿的城市,节奏要比内地快很多,处处讲效率。也正因此,一次患者要求短时间的调理,改变了我对人体研究的方向。当时,患者因

一、引　子

临时有事要处理，建议我给他缩短调理时间，故灸疗时每一个穴位我只是轻轻点了几下，结果患者的身体出现了一些神奇的现象，有极其明显的"灸感"传导，患者还感觉有"寒气"往外排，这些现象在传统针灸中，是比较少见的。随后我根据这一现象，把针和灸的计量、时间、方法等都进行了逐一调整，每一次调整后的反应，都会有详细的笔记、录音，以及调理后身体反应的跟踪。然后，将这些反应通过实践进一步求证，再观察，再总结，再求证，就这样周而复始，不断地进行探究，为我发现人体普通智能修复系统打下了坚实的基础。

有一次，我不小心抓到了患者腹部的一个毛囊，其肩部马上出现了反应，这一反应让我茅塞顿开，感觉这里面有更高深的研究价值。于是我做了一件很傻的事情，只要有空，就在自己身上不停地轻轻掐一点皮毛，然后把相应的反应部位记录下来，并汇总，逐渐发现这种现象是有规律可循的，再结合之前的一些实践记录与总结，绘制成一张图，结果从图上惊喜地发现了病症、毛孔与内环境、外环境之间的关系。《黄帝内经》中有很多关于皮毛的记载，如《素问·皮部论》曰"……凡十二经络脉者，皮之部也。是故百病之始生也，必先于皮毛……"《素问·阴阳应象大论》曰："故邪风之至，疾如风雨，故善治者治皮毛，其次治肌肤……"就这样，隐藏在人体内的普通智能修复系统，慢慢地浮现出来了。

人体普通智能修复系统的操作方法非常简单，不需要烦琐的检测，不需要复杂的辨证，只需要了解外因和内因之间的关系，在内因有关的区域找到与症状相关联的异常毛孔，轻轻点一下，动作如同蜻蜓点水，症状就会自然消失。身体敏感的患者，会感觉到有东西从毛孔或其他地方排出来或跑出来，甚至喷出来。排出的东西更是多种多样，有的"排寒"，有的"排热"，有的"排气"；有的是"贴膏药的感觉"，有的是"打点滴的感觉"，有的是"流脓的感觉"，有的是"流血的感觉"，有的是"蚂蚁爬的感觉"，等等，总之，排的东西稀奇古怪，形式多样。通过对这些现象的特点进行更深入研究，一个隐藏在人体内的中级智能修复系统也顺利地被发现了。

不懈探索，受 VIP 的启示，揭开人体更多奥秘

随着人体普通、中级智能修复系统的相继发现，我有了一个更大胆的推断，人体内应该还隐藏着一个更高级的人体智能修复系统。中医说"天人合一"，我对这句话的理解是"我即宇宙，宇宙即我；人体的活动规律与自然现象相似，运行规律与宇宙天体相似"。佛家云："你本自具足一切，又何须外求。"这些哲理都似乎暗示了人体高级智能修复系统的存在。那么，这个更神奇的高级智能修复系统会在哪里呢？

2012年6月的一天，我安排上午9点去移动公司营业厅办理业务，预约患者10点过来调理。为了保证能准时给患者做调理，8点半左右我就去了营业厅，意外的是，前面已有十几个人在排队。9点，营业厅准时开门营业，我看着前面的长队，心里有点着急，在营业厅内来回徘徊，突然看到排在后面的一位男士，到另外一个窗口办业务去了，我觉得很奇怪，马上跑到前台去问服务员，服务员非常热情地接待了我："您好！您有什么需要，我可以帮您吗？"我质疑地问道："刚才那位男士为什么可以在另外一个窗口办业务？"服务员很礼貌地回答："他是VIP用户。""VIP？什么是VIP？怎么才能成为VIP？"一脸茫然的我，连发三问。"有公司电话的就是VIP用户。"服务员回答道。我掏出手机给了服务员一个电话号码，说"我有公司的电话，我是VIP用户吗"？服务员非常认真地把我给她的电话号码输入了取号机，取号机显示这个电话号码是VIP用户。之后我很顺利地在那位男士后面办理好了业务，那时候还不到9点半，返回途中，我心里偷着乐，觉得今天能够快速办成业务，非常高兴，与此同时，我也受到了很大的启发，心想生活中处处都有VIP，那么，人体如果有个"VIP"，会在哪里呢？一路上，我根据生活中VIP的条件，结合平时对身体的了解，脑海中开始不停地在全身上下进行搜索、筛选。

机会总是留给有准备的人。一套打开人体高级智能修复系统的开关，在我脑海里初步组合完成。凭借这两年患者对我的高度信任，回到调理室，我按捺不住心中的喜悦与冲动，把自己的想法一字不漏地跟患者说了一遍，想征得患者的同意，争取早点揭开人体高级智能修复系统的神秘面纱。患者听后非常兴奋，迫不及待想看到这奇妙的一面，个个表态支持，踊跃报名参加。我考虑到这是第一次尝试，非常慎重，经过全面考量，最后选定了一位身体非常敏感的香港患者来做第一次人体奇妙之旅的体验。

第二天上午，在一个安静的环境里，我让体验的患者选择坐位，调整好坐姿，以舒适为宜，再在患者身上相关的位置扎上针，嘱咐其眼睛微闭，注意力集中，全身放松，用心去感受身体细微的变化，不可以用观想、意念、心理暗示等形式影响身体，如有异常现象及时告知我。做完前期准备工作后，我在一旁静静地观察等待，一分钟、两分钟、三分钟、四分钟、五分钟过去了，神奇的时刻终于到来，我看见患者的身体开始出现轻微的左右摇晃，又经过三分钟，摇晃的幅度逐渐增大，速度加快，由单一的左右摇晃开始多样化，或环绕、或拉伸，动作不断变化。我边录像，边逐一分析、解读身体的用意。在这次实验中，我发现这些动作主要是针对腰部而产生的，松解腰部肌肉，自主修复腰椎……就这样修复两小时二十分钟后，身体自动停止"活动"，静了下来，体验者自己也感觉整个过程已经完了。

体验的患者心情非常激动，迫不及待地给大家分享了这次体验后的感受与认知。她认为只要自己完全放松，完全相信身体，注意力集中，好好配合就能很容易进入人体高级智能修复系统。她说"身体比我们想象的更聪明、更智慧，一开始会以缓慢的动作放松全身，进入高级智能修复状态，之后会用自己的方式找到腰部有问题的地方，再根据腰部肌肉、韧带和骨骼的损伤情况，设计一套合适的动作或特别的姿势进行自主修复，这些动作都是不由自主的"，她接着说"我能第一个体验感受身体的智慧与神奇，非常荣幸！现在我的身体前所未有的轻松，腰也比以前舒服很多，整个修复过程是一个享受的过程"，说完，她给了我一个大大的拥抱。从那以后，我会给每一个患者开启这套系统，并对身体进入高级智能修复状态的整个过程进行全程跟踪、录像，做进一步的分析、解读、研究和总结，人体更多的奥秘也慢慢被揭开。原来，人体高级智能修复系统与宇宙高维空间关系非常密切，是一个能与宇宙高维空间进行信息沟通与交流的系统，这一现象的发现让我领悟了"天人合一"的真正含义，也更深刻地体会到尊重生命、敬畏自然的重要性！

就这样，受到自然现象和社会现象的启示，单纯做判断，单纯试着做，从理论到实践，再从实践到理论，不断挖掘人体的自主修复潜能，在我的不懈努力与坚定的信念下，荣幸的是，我不仅发现了隐藏在人体内的智能修复系统，还发现了隐藏在人体内的另外两个生理功能系统（作者注：两个生理功能系统是指应卫系统和记储释忆系统，具体内容将在后续出版的书中详解）。这三个系统的发现解答了我们最关心的三个问题——疾病产生的原因、疾病的演变过程，以及更适合的健康方式。

人体就像一本书，一本包罗万象的书，永远没有最后一页，每一页都记载着一个神奇的故事，每一页都展现出一幅精彩的画面。她希望我们慢慢去读，细细去品，用心去研究，研究她的智慧，了解她的神奇，探索她的奥秘，掌握拥有真正健康的钥匙。

生命奇妙无穷，探索永无止境！

2018年，我完成了"人体智能医学"理论体系的整理工作；2020年10月，出版了《人体智能修复系统实践解析》。

■ 2. 疾病是机体损伤时的一种表达

人们都想远离疾病。但是有时它又总是不经意的、悄无声息的、没有一点预兆地来到了我们的面前。

自然界本来没有一种叫生病的事物和现象，人类将某种现象取了一个名字叫生病，这种现象通常是一种不舒服的感觉，人类有这种感觉，动物有这种感觉，植物、微生物都有这样的感觉。

了解疾病

疾病的意义是什么？显然我们应该看到它的另一面。疾病是一个信号，疾病是传递信号的信使，你接到这个信号后如何认识它，如何对待它，决定了它的意义。疾病是不舒服的，没有人喜欢不舒服，但是从这种不舒服中能得到什么，你是否从中能破译到更有价值的东西，这决定了疾病的意义。

疾病是探索生命奥秘的钥匙。有人说人类历史就是一部斗争史！从人类诞生开始，就一直与疾病作斗争。人们总是用丰富的想象创造着神话，又用这些神话描绘未来的世界，用美好战胜恐惧，又通过努力改造着这个充满未知的世界。由于疾病的产生，早期文明就有了通天地的巫医，后有神农尝百草，扁鹊、华佗、张仲景、孙思邈等神医，中医随之而生并传承至今。人类在不断与疾病做斗争的过程中越发接近生命的真相。魔高一尺道高一丈，疾病在进化，科学也在发展，人类在生命探源中前进，甚至于可以"制造"新的生命。

疾病是生命的影子。疾病和健康像一对伙伴，是与生命同行的。自从有了基因学说，我们知道，有些疾病在人还未出生时就已潜伏在身体里。疾病有时候会顽皮地像太阳下的影子，不管你喜欢不喜欢，它都会悄悄跟在你身边；不管你接受不接受，它都会在你的身体里产生。正如自然界里物质离不开运动，运动也离不开物质。我们的身体也只有健康和疾病两种方式，从出生到死亡陪伴我们一生，我们的生命也因此衍生了许许多多的悲欢离合。当我们一无所有时，健康就是我们最大的财富；当我们忙碌不暇时，疾病给了我们休息的机会。

疾病是身体向我们发出的求助信号。从生物学观点来看，疾病只是机体对损伤的一种应答，就像汽车在行驶途中突然亮起了红灯，这个红灯是告诉你，油箱快没油了，提醒你及时加油，免得到时因没有油而停在路上，这个反应就是病态。如果我们加油了，这个信号灯就会自动熄灭，这就是应答，但是如果看到红灯闪烁，你很烦，迫不及待灭了它，而不去加油，那么终将酿成苦果。

疾病是人们的生活习惯、行为方式、环境等各种外界因素和内在因素影响机体时，机体进行自我保护时的一种警示，是机体损伤时的一种语言表达形式，也是探索人与宇宙相互关系的捷径。我们只有认识身体、了解身体、尊重生命，遵循客观规律，疾病的发生才会大大降低。

读懂身体的语言

我经常会思考，疾病究竟是什么？似乎，在我们的体内有着某种远远超出我们想象的智慧，通过各种方式，让我们去成长，去改变。然而，许多年来，我们都习惯忽略自己内在的这个智慧，只是用自己的头脑去处理一些表面的问题。以至于到最后面对严重的身心问题而束手无策。尤其是在高科技发达的今天，我们更加忽略了这种智慧，当发烧时，我们会选择退烧药快速解决问题；当头痛时，用一片止痛片似乎就可以搞定。我们的生命健康几乎都会交给专家、各种养生知识以及自己的想法，如吃黑木耳能疏通血管，吃五味子能补肾，吃人参能补气、运动能增强体能，等等。

人们似乎都在关注一种表面现象或者寻求一种心理慰藉，却很少去关注脑血管为什么会堵？为什么会气虚？机体功能为何会紊乱？细胞为什么会变异？吃的各种营养物质能否被身体吸收，等等。完全忽略了这些现象背后的本质以及适宜度，对身体的诉求置之不理，这其实是一种自我欺骗的表现。

症状，是身体的保护神，它始终履行自己的职责，像个仗义执言的忠臣，不断地提醒你：你的身体正在遭受伤害，请你改变当前所处的不利身体环境，请你注意保护自己；同时帮助身体把伤害机体的垃圾物质清排出体外。这是一种正常的身体反应，也是身体的语言，要学会读懂。如果我们不断地忽略身体向我们发出的求助信号，无视疾病背后的积极意义，最后的结果必定是生命受到惩罚。

一位小学生，七岁，患继发性哮喘。从一岁到七岁，经常感冒发烧、咳嗽，基本上每两个月就要住院一次，每次住院半月左右。几年下来，父母身心疲惫，孩子苦不堪言，严重影响到家庭的正常生活，孩子经常缺课，学习成绩差，性格孤僻，不与同学交往，父母因此心急如焚。因家住深圳，离香港近。生病时，有时去香港，有时在内地；有时求中医，有时找西医，多方就医效果不佳，后经医生诊断为继发性哮喘。

2013年，经班上同学母亲推荐前来就诊，我在给患者望诊检查胸、背部时说："孩子肺部好多痰啊！"患者的母亲惊讶地问道："为什么只看一眼就知道有痰？""这些痰是止咳化痰积压下来的，咳止了，痰却留下了，最后积压在肺部"，我解释说，"感冒发烧、咳嗽时不能随意退烧、止咳。因为感冒是机体受外感侵犯时产生的应激保护机制，此时我们只要做好两件事，感冒症状很快就消失了。一是切断外因，注意保暖；二是清排内因，帮助机体把体内的寒和痰排出体外，这样感冒就会彻底好了。"患者的母亲小声说"为什么其他医生都不知道"？我告诉她"这是我研究的新医学"。随后在我给患者开启人体中级智能修复系统后，患者感觉"寒"从脚底"喷"出，大约排放了十分钟左右，患者感觉脚开始慢慢变暖，咳嗽消失了，人也精神了，患者的母亲脸上露出了久违的笑容。经过两个多月的智能修复，患者从肺部、鼻腔排出了大量的痰，其他部位也排寒、排热，额头有贴退热贴、打点滴的感觉，还有喝的姜汤味和中药味等都一起排出来了。随着体内垃圾物质不断地排出体外，患者的体质明显改善，性格也变得开朗、活泼，成绩变得优异，班上同学都说她像完全变了一个人。

就上述案例来解读一下身体的语言。小孩的咳嗽是在受寒后，机体启动应激保护机制，产生了"痰"，机体想通过"痰"把入侵的"寒"包裹后排出体外，于是产生了"咳嗽"，以此来向我们发出求助信号寻求帮助。也就是说"咳嗽"是身体的语言，她在告诉你，你的身体正在受寒的侵袭，希望你能予以帮助。而我们并没有读懂身体的语言,不了解"咳嗽"的本意,盲目地采用止咳的方式进行处理,结果把痰和寒都留在了体内,病情进一步发展,演变成了继发性哮喘,如同把正在提醒加油闪烁的信号灯强行熄灭,酿成了苦果。

外感侵犯身体时,机体的反应过程如下:

(1)机体启动应激机制,抵御外感,保护机体不受伤害。

(2)机体会采取两种方式保护:一是抵御,一是包裹。

(3)保护的手段是产生两种物质:一种是"气"(作者注:这里的气是保护机体的一种物质。其成分相当复杂,外因不同,成分也不尽相同。为便于讲述和读者理解,像过度运动时产生的乳酸,也会划到这个范畴里),一种是"痰"。

(4)保护方式分两步进行:①寒在体表时,机体会产生"气"抵御寒,避免寒进入体内;②如果"气"抵御不成功,寒强行进入了体内,身体就会产生"痰"将其包裹。

(5)处理寒、气、痰的方式也有两种:第一种是自排(作者注:自排是指身体自己主动把"寒、气、痰"排出体外的方式);第二种是求助。根据我目前的实践观察发现,大部分人的"自排"功能基本上处于异常状态;最常见的方式是发出求助信号,出现咳嗽、流鼻涕或者肌肉酸痛等感冒症状,这些症状就是身体的语言。

通过分解机体的反应过程,我们基本读懂了身体的语言。那么,从感冒的角度来讲,要做好两件事情:第一,切断外因,请你改变当前所处的不利身体环境,注意保暖,阻止外感继续侵犯;第二,清排内因,帮助身体把侵袭机体的"寒"以及保护机体时产生的两种物质"气和痰"排出体外,感冒症状就会自然消失。那该如何排呢?下面继续介绍。

生命是智慧的,但这种智慧需要我们深入地研究,认真地解读才能发现她的奇妙!

二、人体智能修复系统

人体内有比现代计算机更完整的自主检索、自主诊断、自主松解、自主清排、自主修复等功能软件,具有"系统一键恢复"功能。

人体内有比现代计算机更完整的自主检索、自主诊断、自主松解、自主清排、自主修复的程序,具有"系统一键恢复"的功能。

■ 1. 认识人体智能修复系统

人体内的自愈系统与智能修复系统

人体内存在着两个与生俱来维护人体健康状态的功能系统,一个是大家非常熟悉的人体自愈系统,另一个是作者发现的人体智能修复系统。人体自愈系统是一个主动发挥治疗作用的系统,在人出生之时就启动了。每个人的自愈能力会受各种条件的影响,不同时间段的体质不同,自愈能力也不同,它们是相辅相成的,有时候人体自愈系统需要其他治疗方法的辅助。而人体智能修复系统是一个隐藏在人体内的备用系统,不会自动启用,只有打开它的开关后,人体才会自主进入修复状态,所以这两个系统的启动时间和启动方式是不同的。

在我运用人体智能修复系统的长期实践过程中,发现了一个非常有意思的现象,人体会对曾经治愈过的疾病或外伤做进一步的修复。一位50岁的患者在人体智能修复过程中,10年前已经治愈的胃痛、腰痛以及6岁时受过外伤的部位,都出现了和以前相同的症状反应以及清排垃圾物质的现象。经分析发现,人体曾经患过的病症和受过的外伤在各种治疗方法或休息、运动等方式的作用下,得到了很大程度的缓解,甚至消失,但引起病症或外伤所致的垃圾物质却以沉淀物的形式滞留在体内。而打开人体中、高级智能修复系统后,那些沉淀的垃圾物质被逐一松解,会沿着原来的路径排出体外。随着中、深层垃圾物质的不断排出,与之相关的疾病或外伤就会重新呈现。

如果把疾病比作一杯浑浊的水,让浑浊的水变清澈有两种方法:第一种是沉淀法(通过静静放置或者其他方法使浑浊的物质慢慢沉淀到杯底,杯中大部分水就清澈了);第二种是排出法(通过过滤或者吸附的方法,把浑浊的物质分离排出,杯中的水就清澈了)。生活中,不小心划伤的伤口,几天就能自己愈合,普通的感冒只要多补充水分、多休息,一周左右也能恢复健康,等等。这就属于"沉淀法",其原理是把引起疾病或外伤所致的垃圾物质慢慢沉淀下来,扩大人体"存储空间",恢复正常的血液循环,疾病自然消失。而人体智能修复系统采取的则是"排出法",也就是将引起疾病或外伤所致的垃圾物质分离排出体外,释放人体"存储空间",恢复正常的血液循环,疾病自然消失。就拿感冒来说,排出引起感冒的垃圾物质后,症状可能在三分钟之内就消失了。

分析上述现象了解到,人体智能修复系统和人体自愈系统虽然都是人体与生俱来维持健康的功能系统,但各自有不同的修复原理,具体地讲就是对内因的处理方式不同。

现实生活中,我们已经习惯于把注意力停留在事物的表面现象上,很少对事物的形成与发展过程做更深层次的追问与探讨,对待疾病的治疗更是如此。我们眼中只盯住"病好了"或者"指标下来了"这几个字,至于病是怎么好的?指标是如何降下来的?引起疾病的外因是什么?引起疾病的内因又去哪儿了?对今后身体健康会有何影响?这一系列根本性问题却不在乎。这种对待疾病治疗的态度会给我们的身心健康留下很大的隐患,尤其是给各种慢性疾病、疑难杂症的形成以及重大疾病的发生创造了条件;同时也客观反映出,在科技迅速发展的今天,虽然医疗水平越来越高,医疗条件越来越好,但病人却越治越多、疾病越治越难这一医疗现象背后的成因。

人体智能修复系统的概况

人体智能修复系统是人体内一套与生俱来的自主修复体系,有自主搜索、自主诊断、自主松解、自主清排和自主康复五个程序。打开人体智能修复系统后,身体会自主搜索机体损伤部位及堵塞部位,查找内因,松解并排出引起病症或外伤所致的垃圾物质,释放人体"存储空间",机体自主恢复正常的功能状态,改善血液循环,修复损伤部位,疾病自然消失。

截止目前,作者已经使用人体智能修复系统对心脏病、糖尿病、高血压、哮喘、咽炎、乙型肝炎、类风湿、痛经、带状疱疹、抑郁症、荨麻疹、颈椎病、尿路感染、腰椎盘突出、早期老年痴呆、中风后遗症、术后康复以及各种妇科疾病、疑难杂症等200余种病症进行过修复,取得了显著的效果。特别是由瘀积在体表或机体浅层的垃圾物质引起的100多种病症或外伤,一般3~5分钟见效。

人体智能修复系统的意义与作用

人体智能修复系统能充分发挥人体自主修复潜能，避免给身体造成二次伤害；排出引起病症或外伤所致的垃圾物质，避免新垃圾物质的产生和原有垃圾物质继续滞留在体内，保持人体内环境的稳定；释放人体"存储空间"，就像"释放手机内存空间"一样，用减法减轻机体负担，维护机体正常运行；对目前疾病进行修复的同时，还能对已经治愈过的疾病或外伤做进一步的修复，有效预防各种慢性疾病、疑难杂症的形成，避免重大疾病的发生。

人体智能修复系统具有同步防治疾病、多病同治、术后快速康复、快速增强体能、提高人体适应能力和开发人体潜能等功能，还具有与宇宙高维空间进行信息沟通和交流的功能，可以激活隐藏在人体内更多的功能系统，提供更合适的健康生存方式。

人体智能修复系统让我们了解了人体更智慧的一面，明白了何为"向内求"，掌握了健康长寿的秘诀，提升了高品质的生活，是人类拥有真正健康必不可少的一个重要组成部分。

■ 2. 人体智能修复系统的三个子系统

人体智能修复系统由人体普通智能修复系统、人体中级智能修复系统和人体高级智能修复系统三个子系统组成。这三个子系统是根据它们不同的功能、特点、适应范围等来划分的。

人体普通智能修复系统

人体普通智能修复系统是一个半智能化的修复系统。主要负责清排体表或机体浅层的垃圾物质，释放体表"存储空间"，改善机体微循环，自主修复由瘀积在体表或机体浅层的垃圾物质引起的各种病症或外伤。

人体普通智能修复系统的开关是异常表皮或异常毛孔，开关位置是由外因或者内因来决定的，需要借助诊断方法才能快速找到。

人体普通智能修复系统具有恢复卫气（卫气是指防卫人体免疫体系以及消除外来的使机体产生各种异常因素的一类物质，具有保卫肌表、抵御外邪的作用）的功能，能快速缓解或消除症状，增强体能，缩短康复期，未病先防。特别适合于家庭保健。

人体中级智能修复系统

人体中级智能修复系统是一个全智能化的修复系统。主要负责清排体内中、深层（包括脏腑、胸腔、腹腔、肌肉组织之间等部位）的垃圾物质，释放体内"存储空间"，改善血液循环，自主修复由瘀积在体内中、深层的垃圾物质引起的各种病症，如心脏病、糖尿病、类风湿、乙型肝炎等慢性疾病和各种疑难杂症。

人体中级智能修复系统的开关在特定的区域，位置相对比较固定，直接打开即可。

人体中级智能修复系统具有恢复营气（营气是行于脉中而具有营养作用的气）的功能，在对目前疾病进行修复的同时，还可对已经治愈的疾病或外伤做进一步的修复，可预防重大疾病的发生。

人体高级智能修复系统

人体高级智能修复系统是一个全智能化的修复系统。主要负责清排人体内深层的垃圾物质以及与宇宙高维空间信息相关的负能量物质（暗物质），释放体内"存储空间"，改善血液循环，自主修复由骨骼移位和负能量物质引起的各种病症，如修复机体深层的肌肉和韧带，矫正骨骼，处理体内病变部位等。

人体高级智能修复系统的开关是由基础开关和10个应用程序开关（作者注：应用程序开关是指为完成某特定区域的修复工作而设计的）组成的，基础开关也在特定的区域，位置相对比较固定，直接打开即可。

人体高级智能修复系统具有恢复真气（真气是人体的元气，是维持人体生命活动最基本的物质）的功能，其与宇宙高维空间的关系非常密切，是一个能与宇宙高维空间进行信息沟通与交流的系统，对于了解人与宇宙之间的关系有非常大的帮助。

尊重身体，充分发挥人体自主修复潜能，满足身体所需。从病因入手，切断外因，清排内因，维持机体动态平衡，既可远离疾病，又可益寿延年！

三、人体智能修复系统探秘

一个微小的力量,
能够引起的也许只有察觉不到的改变,
但是它所引发的却可能是翻天覆地的变化。

■ 1. 人体普通智能修复系统

定义

人体普通智能修复系统是一个半智能化的修复系统，主要负责清排机体浅层或体表的垃圾物质，释放体表"存储空间"，改善机体微循环，自主修复由瘀积在机体浅层或体表的垃圾物质引起的各种病症或外伤。

功能

人体普通智能修复系统具有恢复卫气的功能，能快速缓解或消除症状，增强体能，缩短康复期，未病先防。特别适合于家庭保健。

■ 2. 人体普通智能修复系统的原理

当我打开毛孔开关，患者身上的病痛如闪电般消失时，他们就会好奇地问我："为什么轻轻点一下毛孔就能如此快速地解除病痛啊？"身体敏感的患者还能感受到有东西从体内排出，如感觉排寒、排热或有蚂蚁爬的感觉等，为什么会有这么多奇妙而有趣的现象出现呢？他们总觉得非常不可思议！其实，前者与多米诺骨牌效应原理相似，后者与非牛顿流体的原理有关。

多米诺骨牌效应原理

提起多米诺骨牌，要从我国的宋朝开始说起。传说宋宣宗二年（1120年），民间出现了一种名叫"骨牌"的游戏。这种骨牌游戏在宋高宗时传入宫中，随后迅速在全国流行，当时的骨牌都由牙骨制成，所以又有"牙牌"之称。1849年8月16日，一位名叫多米诺的意大利传教士把这种骨牌带回米兰，作为最珍贵的礼物，送给了自己的小女儿。多米诺为了让更多的人玩上骨牌，制作了大量的木制骨牌，并发明了各种玩法。不久木制骨牌就迅速在意大利及整个欧洲传播开来，骨牌游戏成了欧洲的一项高雅运动。后来，人们为了感谢多米诺给他们带来这么好的一项运动，就把这种骨牌游戏命名为"多米诺"，到19世纪，多米诺骨牌已经成为世界性的运动。在非奥运项目中，多米诺骨牌是知名度最高、参加人数最多、扩展地域最广的一项体育运动。

后来,"多米诺"成了一种代用语。指在一个相互联系的系统中,一个很小的初始能量就可以产生一连串的连锁反应,人们把它称之为"多米诺骨牌效应"或"多米诺效应"。

《发现与创新》杂志2005年发表了这样一篇文章,文章名字叫作《威力惊人的多骨诺骨牌效应》,可能对我们理解人体普通智能修复系统的原理有所帮助,文章是这么说的。

将骨牌竖立排列,使前一张牌倒下时可以够着后一张牌。由于骨牌竖立时,重心较高,倒下的过程中,将其重力势能转化为动能,它倒在第二张牌上,这个动能就能转移到第二张牌上。第二张牌又将第一张牌转移来的动能和自己倒下过程中自身重力势能转化来的动能之和,再转到第三张牌……所以每张牌倒下的时候,具有的动能都要比前一张大,因此它们的速度一个比一个快。也就是说,它们依次推倒的能量一个比一个大,这就是大名鼎鼎的多米诺骨牌效应。

多米诺骨牌效应产生的能量十分巨大,有人曾轻轻动一下手指,就能成功推倒340多万张骨牌,这些骨牌需要几辆大卡车才能拖得动。在此之前,一个荷兰人也曾推倒过297万张骨牌。骨牌瞬间依次倒下的场面蔚为壮观,令人惊叹,其中隐含着一定的科学原理。哥伦比亚大学的物理学家A.怀特海德曾经制作了一组骨牌,共13张,第一张最小,长9.53mm,宽4.76mm,厚1.19mm,还不如手指甲大。之后每张牌的面积扩大1.5倍。第13张最大,长61mm,宽30.5mm,厚7.6mm,牌面大小相当于扑克牌,厚度相当于扑克牌的20倍。把这套骨牌按适当距离排好,轻轻推倒第一张,必然会波及第13张。第13张骨牌倒下时释放出的能量比第一张倒下时整整扩大了2000多倍。多米诺骨牌效应的能量是按指数级增长的,若推倒第一张骨牌,要用0.024微焦,倒下的第13张牌释放的能量则达到51焦,可见多米诺骨牌效应产生的能量的确令人瞠目。不过A.怀特海德毕竟没有制作更多的骨牌,因为只需制作到第32张骨牌,就将要高达415m,两倍于纽约帝国大厦。如果真有人制作了这样的一套骨牌,那么摩天大厦就会因一指之力而轰然倒塌!

人体是一个组织非常有序的系统,其严密性绝不亚于多米诺骨牌。之所以能通过轻轻点刺一个毛孔激发全身的气血而取得良好的疗效,我想,大概与多米诺骨牌的连锁效应有着异曲同工之妙吧。一个不在经、不在穴的毛孔也能发挥如此大的作用,这大概就是人体的奥秘之处。

轻点皮部后,身体会自主清排体表或机体浅层的垃圾物质,释放体表"存储空间",自主修复病灶和疏通瘀堵的地方,改善血液循环,恢复机体功能状态,疾病自然消失。人体普通智能修复系统注重的其实是过程中的一环扣一环,而不是结果,结果是自然而然产生的,是通过轻轻点一下皮部从而引发的一系列不可思议的变化。

非牛顿流体的原理

非牛顿流体,是指不满足牛顿黏性实验定律的流体,即其剪应力与剪切应变率之间不是线性关系的流体。如果有个桶中装着非牛顿流体,你用力打它一拳,那么这个应力会导致流体中的分子重新排列,使其表现得像一种固体,你的手不能穿过去。然而,如果你慢慢地把手伸进这种流体,那么手将能穿透其中。也就是说当表面受到压力时,流体会开始变硬,具备一定的固体特性;当表面没有压力时,流体又非常柔软,和液体一样,如果在流体中插一根杆子或管子,会出现攀爬和虹吸效应。非牛顿流体有着奇妙的特性,可谓是"吃软不吃硬"。非牛顿流体广泛存在于生活、生产和大自然之中。绝大多数生物流体都属于现在所定义的非牛顿流体,人体的血液、淋巴液、囊液、组织液等多种体液,以及像细胞质那样的"半流体"也都属于非牛顿流体,所以轻轻点一下毛孔或表皮就会出现如此奇妙的现象。

■ 3. 人体普通智能修复系统的特点

人体普通智能修复系统有六个特点:安全、简单、容易、速效、长效、经济。**安全**始终是第一位的。"在尊重身体的前提下,安全操作"是开启人体智能修复系统的宗旨。拥有安全,就拥有一切,失去安全,就失去一切。为了安全,作者从传统中医理论、实际操作与疗效等多方面进行探索、挖掘、观察、总结,经过25年多的理论与实践研究,终于发现了隐藏在人体内的这个与生俱来,充满智慧的、神奇、完整的自主修复系统,只要用微针轻点一下就能打开,启动智能修复程序,身体将自主搜索损伤及堵塞部位,查找病因、松解并排出引起疾病或外伤所致的垃圾物质，释放体表"存储空间"，改善血液循环，自主恢复机体功能状态与人体动态平衡，修复病灶后疾病自然消失。其手法如蜻蜓点水，可避免晕针、患者紧张、伤及血管和脏腑等危险现象发生。

简单是指一个毛孔或几个毛孔，一片表皮，轻轻一点就能打开人体普通智能修复系统，人体将自行进入智能修复状态，如同计算机系统的一键恢复。唤醒人体智能修复系统重在抓外因和内因与疾病的关系，即抓重点，抓关键。没有重点和关键，就等于没有治疗，没有效果。

容易是指找开关（作者注：开关是指打开人体普通智能修复系统的毛孔或表皮）容易，与病症相关联的毛孔或表皮点就是开关所在。何为相关联？如按住异常毛孔后，症状就能马上得到缓解，甚至消失，且无不适反应，这个毛孔就是与病症相关联的开关，可以通过望诊、问诊、触诊或者探诊（作者注：探诊就是把手放在离患者皮肤10厘米左右的高度，轻轻快速划过，获得皮肤信息的一种诊断方法）找到。

速效是指疗效之快。只要找准了开关，病症会在三分钟内缓解，甚至消失。想要获得速效，便要注意三点：一是与疾病相关联的异常毛孔或表皮一定要找准，所以本书用图文并茂的形式告诉读者开关点所在的区域。二是操作要轻快，点到为止。如果开关处很堵，操作时患者会感觉很痛，可以嘱咐患者忍耐一下，待垃圾物质不断地排出体外后，疼痛会随之减弱、消失。当然，这种疼痛也不是每个人或每个地方都会有的。如果开关处不是很堵，打开开关时有的压根没感觉，有的感觉像蚂蚁咬了一下。三是要引导分散。当轻轻点刺毛孔、表皮后，垃圾物质容易堵在开关处，这时需要引导分散，促进空气与能量的流通，加速垃圾物质的外排，随着垃圾物质不断外排，症状会逐渐缓解，甚至消失。如果引起疾病或外伤所致的垃圾物质类似于"灰尘"，一般操作一两次就够了，最多也不会超过五次。如果引起疾病或外伤所致的垃圾物质类似于"口香糖"，时间就会长一点，操作次数就会多几次。像应激性病症（如外伤、蚊虫叮咬、病毒侵袭、感冒等），季节性病症（如过敏性鼻炎、季节性哮喘、过敏性皮肤病等），运动损伤（如拉伤、扭伤、劳损等），增强体能和部分疼痛等，引起这些症状的垃圾物质基本上都类似于"灰尘"，见效非常之快。

长效是指导致疾病或外伤所致的垃圾物质排出体外后，对防治疾病会起到长远的效果。当然，治疗的效果只能是相对的，而不是绝对的，不可能永不复发,所以平时要注意饮食、情绪、姿势、穿着等各方面。

经济是指打开人体普通智能修复系统的工具只需一根微针,没有其他耗材。

人体智能修复系统是从病因着手的。不同的子系统负责清排瘀积在机体不同层次的垃圾物质,人体普通智能修复系统是负责清排瘀积在机体浅层或体表的垃圾物质,只需点、导(作者注:导指引导分散)两个步骤清排内因即可,不直接处理病症,所以不需太多专业知识,普通人都可以自行操作,可以省去复杂的疾病辨证的过程,这里的病名只是一个名称而已。最关键是要知道病从哪儿来,然后才能达到祛病的目的。简单地说,就是要"追根溯源",要根据外因、内因、疾病和身体之间的关系,找到毛孔或表皮开关点的分布区域,再在相关的分布区域中找到与病症相关的毛孔打开即可。

把疾病交给智慧的身体自己管理!对于由机体浅层或体表的垃圾物质引起的病症,如应激性病症(如外伤、蚊虫叮咬、病毒侵袭、感冒等)、季节性病症(如过敏性鼻炎、季节性哮喘、过敏性皮肤病等)、运动损伤(如拉伤、扭伤、劳损等)、各种疼痛(如腰痛、头痛、癌细胞扩散引起的疼痛等),以及增强体能和术后康复等,运用人体普通智能修复系统的效果都是非常快的。对于由机体中、深层的垃圾物质引起的病症,如高血压、糖尿病、强直性脊柱炎、类风湿、乙肝等各种慢性疾病、疑难杂症将在作者的下一本书进行详解,本书先给读者打个基础。

人体普通智能修复系统具有操作方便(简)、经济安全(廉)、疗效明显(验)、适应证广,无毒副作用等特点。人体智能医学开创了人体自主防治疾病以获得健康的新时代。

■ 4. 人体普通智能修复系统如何诊断

人体普通智能修复系统是一个半智能化的修复系统,有一部分的工作需要借助诊断来完成,人体智能医学的诊断方法便成了人体普通智能修复系统的专用了。下面通过几个胃痛的案例,来了解诊断对运用好人体普通智能修复系统有多重要。

(1)某男,45岁,自诉:胃痛。起初是上腹痛,去医院建议先做肝胆检查,结果正常,后做胃镜,检查是慢性胃炎,一直吃药治疗,症状不但没有缓解,反而严重了,晚上睡眠不好,早上起来胃痛得更厉害,吃点东西就会胃胀。我检查后,发现他的胃痛是由情绪引起的,运用人体普通智能修复系统,在他胸前找到了一个毛孔开关,点刺打开,患者感觉排热,一次症状好转90%左右,当晚睡了一个好觉,早上起床胃无异常,复诊一次后症状完全消失。

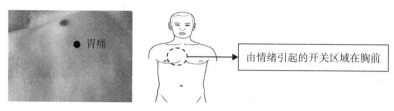

(2)某女,30多岁,自诉:胃痛。嘴馋,喜欢吃零食,吃完之后又感觉胃里会隐隐作痛。一天陪朋友过来调理,正好她的胃也不舒服。我检查后,发现其胃痛是由食品引起的,运用人体普通智能修复系统,在其背部饮食开关区域找到两个毛孔开关,点刺打开后,症状立刻消失。

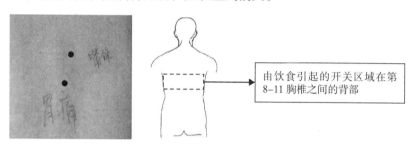

(3)某男,58岁,身瘦,自诉:胃痛多年,吃一点东西就感觉胀。嘴里吃得下,但肚子装不下。我检查后,发现其胃痛是由劳损引起的,运用人体普通智能修复系统,在其上背部劳损开关区域找到两个毛孔开关,点刺打开,胃里马上轻松,之后巩固三次未再复发。

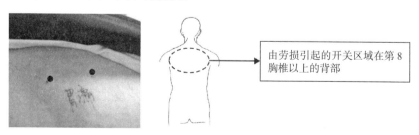

胃痛也叫胃脘痛,是指在肚脐以上、剑突心口以下部位的上腹部疼痛。胃痛是临床常见症状,多见于胃痉挛、急性胃炎、慢性胃炎、胃溃疡、十二指肠溃疡、功能性消化不良、胃黏膜脱垂等疾病。

从传统中医角度考虑，胃痛早期多由外邪、饮食、情志所致，多为实证。后期多表现为脾虚，脾胃虚弱，但往往虚实夹杂，比如有夹湿夹瘀的情况。胃痛的主要病理因素有痰湿、瘀血、寒凝、气滞、热阻等。临床上主要分为寒邪客胃、饮食伤胃、肝气犯胃、湿热中阻、瘀血停胃、胃阴亏虚、脾胃阳虚等证型，分别给予散寒止痛、消食化积、疏肝解郁、清热利湿、活血化瘀、滋养胃阴、温中散寒等来治疗。

从人体智能医学角度考虑，胃痛的治疗相对简单。通过诊断找到内因影响的区域，打开开关，排出引起胃痛的垃圾物质就好了，人体智能医学主要从望、问、动、探、触五个方面获取诊断信息。

望诊：主要观察体表表面的异常现象，如皮肤是否有破损、溃烂、红肿、疙瘩等。

问诊：全面了解患者患病前后的有关经历和现在的主观感觉，主要包括生病时间，生病前后的饮食、情绪、运动情况等，生病前的身体其他反应，以及病症的特定性（作者注：病症的特定性是指病症与时间或不良姿势的关系）。根据这些信息，分析出外因的来源，确定开关区域。

动诊：了解患者平日的生活方式与行为表现，如坐姿、站姿等。①令患者直立做前倾、后仰、左旋向下、右旋向下四个动作；②令患者平躺，做屈膝抬高臀部的动作。通过这些动作，可以了解外因与病症的关系，以此来分析外因的来源，确定开关区域。

探诊：了解皮肤能量场的情况。术者把手放在离患者身体10厘米左右，轻轻地快速划过，根据手掌的感知，了解皮肤能量场的情况。

触诊：了解异常毛孔与病症之间的关系，还包括按诊、抚摸等检查方法。如：①用棉签按住异常毛孔，查找具体的开关点；②患者平躺，术者把手放在患者的髂骨上沿，对其向下施压或用手按压腹部，感觉指下是否有跳动；③患者坐位，术者把患者的尾骨往上顶或者在患者尾骨下面放一个一寸左右厚度的卷纸；④患者把双手放在隐私部位的三角区往上提。通过触诊，可以了解外因与病症的关系，以此来分析外因的来源，确定开关区域。

"辨因"是在人体智能医学理论指导下，对病症形成的外因和内因进行综合分析，从而对引起疾病或外伤的开关区域做出判断。外因是疾病发展的必要条件，外因则是通过内因起作用的。外因与内因之间一定存在着必然的联系，通过外因可以找到内因影响的区域，通过内因影响的区域可以推断出外因的来源。很显然诊断在其中起着非常重要的作用，它不仅是快速"辨因施智"[作者注：辨因施智是指根据不同的外因来源或内因影响的区域（内因所在的不同层次）而实施的智能修复方案]解除病症的有力手段，而且还是有效指导患者日常保健，注意与防范具体病症来源的渠道。2020年，一位腰痛的女患者，通过探诊，发现她的腋下中部瘀堵，我运用人体普通智能修复系统，直接打开其腋下中部的开关，不到三分钟，腰痛症状消失，之后告诉她要保持心情舒畅，因为我通过探诊了解到她的腰痛是由心烦引起的。2022年，长沙一位朋友打电话给我，说体检时的尿检报告显示她尿路感染Ⅲ级了，医生说很严重，问我怎么办？通过问诊了解其相关的信息，根据她的回答，嘱其暂停使用某款避孕工具，同时打开隐私部位的二级开关。经过8天时间的修复，复查尿检指标一切正常。由此可以看出在人体智能医学中诊断独有的作用。

5. 唤醒人体普通智能修复系统

人体普通智能修复系统开关

人体普通智能修复系统的开关分为毛孔开关和表皮开关。毛孔开关在人体智能修复系统中属于一级开关，表皮开关属于二级开关，后续统一用"一级开关、二级开关"来表述。一、二级开关是外因与内因之间关系的纽带，是垃圾物质瘀积的地方。俗话说"堵则不通，通则不堵"。一般引起疾病或外伤所致的垃圾物质有一部分会聚集在腠理间或机体表层，造成瘀堵，影响皮肤的正常生理功能，形成各种病症，所以在体表肯定会有异常表现或有明显的症状反应出现。

（1）一级开关的基本情况

概念	一级开关也即毛孔开关，是指通过毛孔启动人体普通智能修复系统的开关，也是排出体表或机体浅层垃圾物质的通道
特点	（1）没有具体的位置，只有大致区域，具体开关点需要在指定区域寻找； （2）毛孔异常，如颜色或红或白或黑褐等，毛孔或大或小，形状或凸起、或塌陷等； （3）精准度要求高； （4）打开方法简单，只需轻轻点一下即可

续表

分布	开关区域分布有规律，可以根据外因推断出来。开关区域以躯干为主，少部分分布在面部、颈项部或手臂上端，可以通过动诊、触诊或问诊、探诊找到
作用	负责启动人体普通智能修复系统和排出体表或机体浅层垃圾物质，保持内环境稳定
注意事项	（1）一级开关只有在症状明显时才能找到； （2）开关区域皮肤破损或患者不能配合的，不适合使用一级开关； （3）一级开关不能在没有求证的前提下，随意打开

用"点到疾消"来形容一级开关的速效程度，一点都不为过。因此对一级开关的要求非常高，开关点要非常精准，否则，不但达不到预期的效果，还可能适得其反，所以一定要认真去求证。那么如何找准一级开关呢？第一步：通过动诊、问诊、探诊找到开关区域；第二步：用棉签点按开关区域的异常毛孔，根据患者反应找到精准的开关点，这一步需要患者的配合才能完成。嘱咐患者记住操作前身体的感觉，比如疼痛部位、疼痛程度及疼痛范围等，待按住异常毛孔后，让患者认真比较一下操作前、后的症状变化情况和其他反应情况，需用心感受，如实回答，然后根据患者反馈的信息再做判断。症状会迅速缓解，甚至消失，无不适感的，就是要找的一级开关。按住开关区域的异常毛孔后，患者的身体一般会出现以下四种反应：

类型	身体反应	结果
第一	症状没变化	不可用
第二	症状有缓解，甚至消失，同时会出现不适	不可用
第三	症状有缓解，但不是特别明显	可以在其周围继续寻找
第四	症状会迅速缓解，甚至消失，无不适感	可用

（2）二级开关的基本情况

概念	二级开关也即表皮开关，是指通过表皮启动人体普通智能修复系统的开关，也是排出体表或机体浅层垃圾物质的通道
特点	（1）没有具体的位置，只有大致区域； （2）表皮异常，如表皮破损、溃烂、红肿、长疙瘩或皮肤表面能量场异常； （3）二级开关准确度要求不高，在异常表皮区域操作就可以； （4）打开方法只需连续轻点盲刺即可

续表

分布	开关区域分布广泛，遍及全身，无规律，可通过望诊、探诊或问诊找到
作用	负责启动人体普通智能修复系统和排出瘀积在体表或机体浅层的垃圾物质，改善机体微循环
注意事项	（1）二级开关一般都很堵，打开时患者会感觉有点痛，所以手法一定要轻柔，必要时中途休息缓解一下，再操作； （2）操作时间以症状缓解或消失为准； （3）打开二级开关后，用心感受其他部位的反应情况，并酌情处理； （4）由于表皮与外界接触，许多无形的垃圾物质滞留在表皮，打开二级开关后，很多部位可能会出现间歇性的皮肤瘙痒现象，不用紧张，这些滞留在表皮的垃圾物质会分层松解外排，故而出现了间歇性的皮肤瘙痒现象。一定要坚持继续排放，直到皮肤瘙痒自然消失为止

为了方便广大读者可以随时运用人体普通智能修复系统解除病痛，开关区域采用两种方式进行讲述。一种是通过诊断方法快速找到的开关区域（详情请参考附录一"人体普通智能修复的开关索引"的内容）；另一种是根据我的实战经验示例的开关区域方案（"人体普通智能修复举例"一章就是采用这种方式），是为不会诊断的读者朋友提供的，相比通过诊断方法找开关区域来讲，见效速度可能会稍微慢一点，操作时间可能会稍微长一点，要有耐心和信心。

只要理顺了这些关系，找到了窍门，人体普通智能修复系统就非常好掌握了。

打开人体普通智能修复系统的方法

"祝一萍闪点通"包括微针术、悬闪灸、心理疏导三个方面。微针术和悬闪灸都只作用于体表，操作手法轻柔、操作时间极短，如蜻蜓点水一般，且见效快，故而称之为"闪点通"。"闪点通"按照点、导（分散引导）、排、消四个步骤完成。打开人体普通智能修复系统的方法主要是微针术。

工具规格	专用镀金微针
工具作用	负责打开人体普通智能修复系统和体表堵塞的通道
工具使用方法	1.点刺：拇指和食指夹住针尾，中指抵住针身一半的位置，似拿非拿的感觉； 2.挑刺：拇指和中指夹住针尾，中指托住针体，似拿非拿的感觉
操作方法及适应范围	1.点刺：持针手放在毛孔开关旁边，针尖对准毛孔上方，向下点刺一下即可，适用于一级开关； 2.挑刺：持针手呈45°放在表皮开关上，针尖轻轻往上挑即可，适用于二级开关

续表

操作前的准备	1. 选择体位：患者选择合适的体位，对于精准打开开关和顺利排出垃圾物质都有很大的帮助； （1）坐位：适合打开背部、头部的开关； （2）仰卧位：适合打开面部、胸腹部、四肢的开关； （3）俯卧位：适合打开头部、背部、下肢的开关。 2. 消毒 （1）术者戴一次性手套； （2）针刺部位消毒：用75%酒精或2%碘酊棉球在毛孔开关和表皮开关上由中心向周围擦拭
操作后的处理	打开开关后，用手轻轻向一个方向扇几下，分散垃圾物质浓度，加快外排速度
工具要求与处理	1. 针具一次性使用； 2. 使用过的针具不可随手扔到垃圾桶里，应放进利器盒，集中送到医疗机构统一处理
异常现象的处理与预防	1. 出血与皮肤红点 表现：局部皮肤出现红点或皮下青紫出血； 原因：局部血瘀严重或操作时碰到了毛细血管； 处理：如果是局部血瘀造成的青紫，无须其他处理，继续操作即可；如果局部出现红点，无须处理，过几天会自然消失；如果操作时碰到了毛细血管，用消毒干棉签压住出血点不动，待血止后，轻轻在出血点周围挑刺即可。 2. 操作后的不适感 表现：操作后局部有酸痛、麻木、胀重等不适感； 原因：因体表或机体浅层垃圾物质瘀积太多，排出不顺利所致； 处理：局部挑刺，增加外排通道即可。 3. 预防 针刺时，尽量避开毛细血管； 加大体表或机体浅层垃圾物质的外排力度
注意事项	1. 操作时注意事项 （1）选择好合适的体位，避免患者紧张； （2）操作手法轻柔，避免深刺； （3）避开毛细血管； （4）打开胸前或颈项部一级开关或毛孔下方有可见毛细血管时，需捏起皮肤后再操作，避免深刺或皮下出血。 2. 患者特殊情况 （1）婴幼儿不宜用点刺，只能用挑刺，而且手法要特别轻柔，操作时间不超过30秒； （2）孕妇不宜点刺小腹部、腰骶部，以及合谷、三阴交、昆仑穴等，以免造成流产

■ 6. 人体普通智能修复系统的实用价值

什么是人体普通智能修复系统？怎样利用人体普通智能修复系统达到祛病强健的目的？作者已经在本章做了详细的介绍。为了方便读者更好理解人体普通智能修复系统对健康发挥的作用，这里仅就其实用价值加以阐述（案例中有些图片不够清晰，不适合使用，只能用文字表述，所以有的案例有图片，有的案例没图片，请读者理解）。

下面将根据人体普通智能修复系统的特点，从适应范围和不同病因的表现形式来阐述它的实用价值。

适用于各种应激症状

因意外、不小心或运动、负重等外因导致机体某部位损伤，出现的各种症状表现叫应激症状。在日常的生产、生活中，常见的有轻度烧伤、烫伤、磕碰伤、冻伤、刀伤、击伤、挫伤、跌伤、扭伤等各种外伤，蚊虫叮咬、马蜂蜇伤、蜜蜂蜇伤，以及运动损伤、肌肉拉伤等，这些都属于应激症状。

温馨提示：应激症状最好能做到及时发现，及时处理，不仅效果惊人，还可快速控制病情发展，缩短修复时间。如同使用过的餐具，及时清洗很容易，待到第二天就没那么容易清洗了。

第一，适用于轻度烧伤、烫伤、磕碰伤、冻伤、刀伤等各种外伤。方便、容易、速效、长效、安全、无后遗症。人体是有神奇修复力的，其巨大潜能亦是无法估量的，称之为人体内的"原子弹"，也是毫不过分的，这是现代科学所无法解释的。像这样的外伤，只要在损伤部位进行挑刺就可以打开人体普通智能修复系统，迅速修复好伤与病。人体普通智能修复系统，妙就妙在一闪一点就灵，真正体现了智能康复的一种境界。

长沙一位朋友的小孩玩耍时不慎碰到了墙角，额头起了很大的一个包，疼得号啕大哭。运用人体普通智能修复系统，疼痛逐渐减轻，大包逐渐变小，第二天，完全消失。小孩妈妈说："如果不用这个方法，疼痛要持续好几天才会消失"。一位朋友左手食指切菜时割伤，马上运用人体普通智能修复系统，挑刺伤口处，立刻止血止痛，两天后完全愈合，没留下一点疤痕，手指恢复正常，其效如神。对于有些伤口更是简单,一般只要利用二级开关,即在伤口周围进行挑刺即可。一位邻居烧菜时不慎被滚油溅到手臂上,当即红肿起泡,范围有鸡蛋大,痛苦异常。运用人体普通智能修复系统,痛苦立止,第三天痊愈。此例说明,若因火灾而烧伤,即使面积大,也可以运用人体普通智能修复系统,可收奇效。一女孩,双手冻伤,每年寒冬发作,冻疮严重,运用人体普通智能修复系统,在冻疮及其周围处挑刺,止痒消肿神速,坚持了一段时间,排出导致冻疮的垃圾物质后,没再复发。此例说明,如逢冰雪灾害,出现大面积冻伤,也可以运用人体普通智能修复系统,既可痊愈,又无后遗症。本法不用药物,无须设备与条件,只要懂得人体普通智能修复系统的原理,用一根微针在伤痛部位轻轻挑刺即可。我运用人体普通智能修复系统曾使一位面部、膝盖多处摔伤,损伤部位流水、肿痛,行走困难的女士,十分钟左右,伤处不再流水,肿痛消失,可正常吃饭喝水、行走。三天后鼻孔内痂脱落,五天后面部痂脱落,没留任何疤痕,我们也因此成了很好的朋友,她到处宣传身体的奇妙。

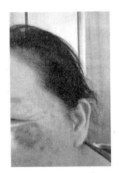
1次后的效果

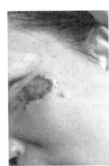
2次后的效果

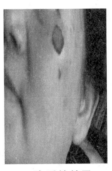
4次后的效果

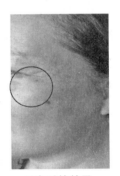
5次后的效果

湖北的李先生春节期间在家做饭,不小心中指摸着了滚烫的锅边,指腹皮肤马上变硬,起白点,钻心的痛。运用人体普通智能修复系统,15分钟后手指不痛了,白点基本消失。在痛苦之时,李先生还不忘拍照片,我非常感恩!

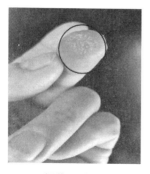 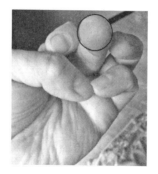

烫伤后的状况　　　　　修复后的状况

第二，适用于各种击伤、挫伤、跌伤、扭伤以及运动损伤，肌肉拉伤的恢复，是日常生活中有效的保健手段。人们在劳动中、运动中、生活中，总是难免出现各种外伤，治伤不但花钱多，而且很难痊愈，正所谓"伤筋动骨一百天"。运用人体普通智能修复系统，除骨折恢复较慢外，一般都能在一两天痊愈。人体普通智能修复系统正是日常生活中无须花很多钱、无须打针吃药的"家庭医生"。体育健儿最怕受伤，运用人体普通智能修复系统只要不是骨折，都能在一两天之内痊愈。一位朋友登山回来，第二天小腿肚肌肉酸胀，下肢沉重，走路困难，运用人体普通智能修复系统，小腿酸痛瞬间消失，走路轻快，高兴地回家去了。一位阿姨从集市买东西回来，右手肌肉疼痛，抬起困难，运用人体普通智能修复系统一次，手臂恢复正常。一个小伙子打篮球时，不小心把小手指弄伤了，就诊时整个手指瘀青，运用人体普通智能修复系统，5分钟后，小手指基本恢复正常。一个扭伤脚踝的务工农民，运用人体普通智能修复系统，在背中部找到与症状相关联的一级开关并打开，两分钟左右，可正常步行，而整个过程未超过6分钟。

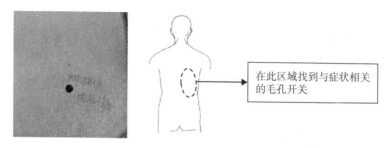

在此区域找到与症状相关的毛孔开关

第三，适用于蚊虫叮咬、马蜂蜇伤、蜜蜂蜇伤等昆虫所致的伤害。今年5月我去深圳，看到一位朋友手臂上、腿上有很多红疙瘩，他告诉我，最近到福建玩了一段时间，被不知名的虫子叮咬后起了很多疙瘩，不摸不痒，一摸奇痒无比，涂药已有十几天了，还没好。运用人体普通智能修复系统，两次后，摸上去不痒了，红疙瘩也逐渐消失。深圳另一朋友被不知名的昆虫叮咬后，皮肤溃烂、发黑，愈后留下疤痕。运用人体普通智能修复系统，一次疤痕颜色变淡，三次疤痕消失，肤色恢复正常。南阳寺庙一居士打扫寺庙，不小心惊扰了树上马蜂窝里的小马蜂，母马蜂追赶居士，对居士的头部一通乱刺，顿时居士头痛严重，左面部麻木，蹲在地上捂头大哭。在一片慌乱中，有人说用冷水，有人说用酱油，显然，这些方法都不可行，我赶紧给他运用人体普通智能修复系统，两分钟内疼痛即止，麻木消失，并将马蜂的毒素排出了体外，避免了后遗症。对于蚊虫叮咬、马蜂蜇伤或蜜蜂蜇伤等，从疾病传播的角度来讲，运用人体普通智能修复系统，不仅可以止痒、消肿、止痛，更重要的一点是，可以排出蚊虫、马蜂等昆虫留在体内的毒素，避免毒素在体内循环，导致其他疾病的发生。比如说，登革热是由登革热病毒引起、伊蚊传播的一种急性传染病，以高热、皮疹、肌肉及骨关节剧烈酸痛、颜面及眼结膜充血、颈及上胸皮肤潮红、淋巴结肿大、白细胞减少等症状为主要特征。所以在处理症状时，不能只停留在表象"病好了或症状消失了"，一定要处理到其本质（把外因排出体外），防患于未然。

第四，适用于外邪引起的感冒、咳嗽、咽喉痛、发烧、扁桃体炎、中暑等急症。北京一男士，咳嗽半年多，经中、西医治疗均没有好转，病情进一步恶化，呼吸困难。后经朋友推荐找到我，运用人体普通智能修复系统，点刺打开开关后，患者感觉体内的寒向外喷，呼吸明显改善，但依然咳嗽，只不过现在的咳嗽与之前的咳嗽有明显的区别。之前的咳嗽是越咳越难受，而现在的咳嗽是越咳越轻松。随着大量的寒和痰排出体外，患者的呼吸基本恢复正常，身体越来越轻松，困扰他半年之久的咳嗽，在修复四次后痊愈了。现实生活中，人们对咳嗽的认知存在很大的误区，单纯地认为咳嗽就是一种病理反应。我根据实践观察发现，咳嗽在身体处于不同需求的前提下，扮演着不同的角色。当机体受到损伤时，咳嗽是机体向我们发出的求助信号，是一种病理反应。当我们的身体受到风寒、病毒、细菌等侵犯时，身体会启动应卫系统（作者注：应卫系统是负责机体的安全和保卫工作，保护机体最重要的系统，具体内容将在后续出版的书中详解）保护机体，同时产生应卫物"痰"（作者注：应卫物"痰"

是保护机体免受伤害产生的一种物质，是机体的自卫工具，是最早破坏体内环境稳定的垃圾物质，也是形成疾病的源头），将入侵的风寒、病毒或者细菌等包裹后排出体外。但由于身体内某些功能系统（作者注：某些功能系统具体指记储释忆系统）处于异常状态，没有能力将"包裹风寒、病毒或者细菌的痰"排出体外，这些垃圾物质就会瘀堵在咽喉、肺部或者其他组织间，影响局部血液循环，出现咳嗽（此时的咳嗽就是一种病理反应），同时伴有咽喉痛、呼吸困难、胸闷等症状；当机体免疫力强大后，身体会自动清理体内的部分垃圾物质，而有些垃圾物质积压在肺部或者咽喉等部位，不易排出，必须通过咳嗽的"震动力"才能使那些黏附在脏腑或组织间的垃圾物质脱落，然后排出体外，此时的咳嗽会让人感觉轻松，呼吸更顺畅，既不痛苦，也无不适感，是身体一种正常的生理反应。都是咳嗽，表现形式虽相同，但咳嗽的意义并不相同，所以平时我们要学会读懂身体的语言，才能更好地保护我们自己。

某男，8岁，学生。主诉：感冒，发烧。运用人体普通智能修复系统，在背部找到与症状相关联的一级开关，点刺打开后，症状立刻消失，第二天回访未再发烧。

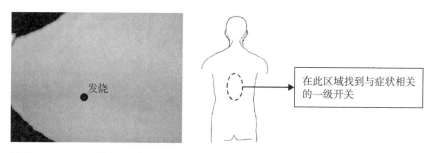

某男，65岁，退休。主诉：咳嗽月余，伴肌肉痛。运用人体普通智能修复系统，在背部找到与症状相关联的一级开关，点刺打开后，患者感觉肩胛附近排寒，二次症状完全消失，五天后回访，其间没有出现过咳嗽和肌肉痛。

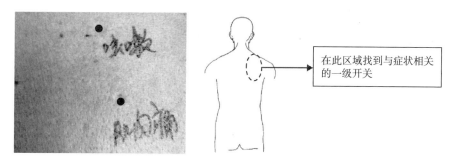

某女，40岁，公务员。主诉：感冒，咽喉不适，吞咽困难。运用人体普通智能修复系统，在背部找到与症状相关联的一级开关，点刺打开后，患者感到背部排寒，症状立刻消失，一次治愈，三天后回访，咽喉舒适，吞咽顺畅。

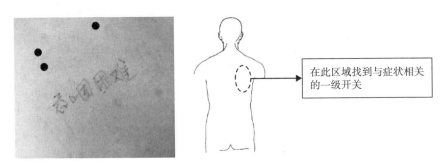

某男，49岁，公司高管。主诉：感冒伴低烧，舌痛，耳鸣，胃堵。运用人体普通智能修复系统，在背部找到与症状相关联的一级开关，点刺打开后，10分钟内症状消失，第二天回访，恢复正常。

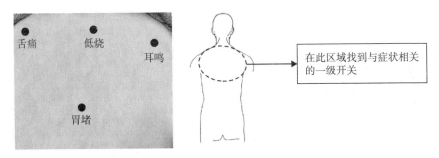

某男，51岁，职员。主诉：感冒，头痛。运用人体普通智能修复系统，在背部找到与症状相关联的一级开关，点刺打开后，患者感觉点刺部位在排寒，感冒症状消失，第二天回访，没有头痛。

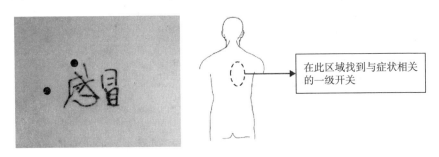

某男，38岁，职员。主诉：咽喉痛。运用人体普通智能修复系统，在背部

找到与症状相关联的一级开关,点刺打开后,患者感觉点刺部位在排热,症状消失,第二天回访,咽喉轻松舒适。

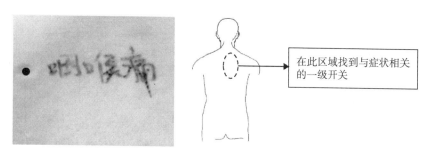

某男,45岁,公务员。主诉:感冒,鼻塞,咽喉痛。运用人体普通智能修复系统,在背部找到与症状相关联的一级开关,点刺打开后,鼻塞、咽喉痛在三分钟内消失,第二天回访正常。

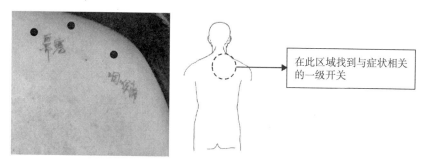

某男,8岁,学生。主诉:咽喉干痛。运用人体普通智能修复系统,在背部找到与症状相关联的一级开关,点刺打开后,患者感觉点刺部位在排寒,症状立刻消失,第二天回访,咽喉没有再痛。

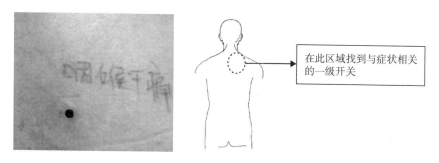

某女,48岁,职员。主诉:外感风寒,发烧,咳嗽。运用人体普通智能修复系统,在背部找到与症状相关联的一级开关,点刺打开后,患者感觉点刺部

位排寒，症状立刻消失，第二天回访，没有再发烧、咳嗽。

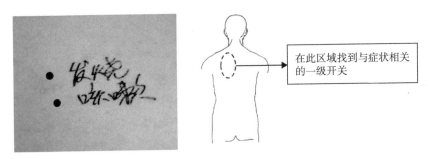

某男，8岁，学生。主诉：感冒，鼻塞，流眼泪。运用人体普通智能修复系统，在背部找到与症状相关联的一级开关，点刺打开后，症状马上消失，第二天回访正常。

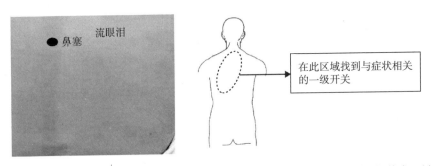

某男，38岁，职员。主诉：腰无力，咽喉痛。运用人体普通智能修复系统，在背部找到与症状相关联的一级开关，点刺打开后，患者感觉背部排寒，症状立刻消失，第二天回访，恢复正常。

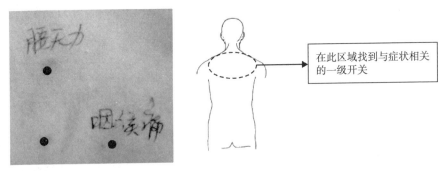

某男，9岁，学生。主诉：感冒，发烧，鼻塞。运用人体普通智能修复系统，在背部找到与症状相关联的一级开关，点刺打开后，症状立刻消失，第二天回访，鼻子通畅，没有再发烧。

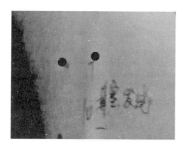 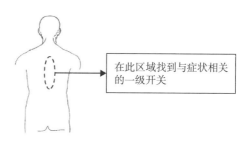

某男，8岁，学生。主诉：感冒，咽喉不适，胃胀。运用人体普通智能修复系统，在背部找到与症状相关联的一级开关，点刺打开后，咽喉马上舒适，胃胀消失，第二天回访正常。

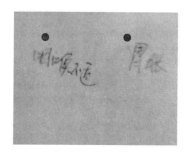 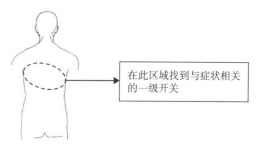

某女，43岁，职员。主诉：感冒，头晕无力、胸闷。运用人体普通智能修复系统，在背部找到与症状相关联的一级开关，点刺打开后，症状立刻消失，第二天回访正常。

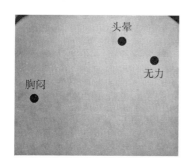 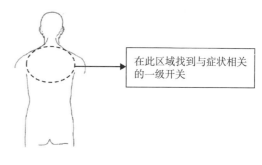

某女，67岁，退休。主诉：感冒，流鼻涕，咽喉痛。运用人体普通智能修复系统，在背部找到与症状相关联的一级开关，点刺打开后，症状立刻消失，第二天回访，感冒已愈。

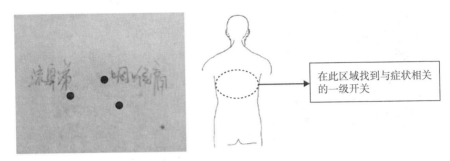

某女，12岁，学生。主诉：咳嗽。运用人体普通智能修复系统，在背部找到与症状相关联的一级开关，点刺打开后，患者感觉背部排寒，症状立刻消失，第二天回访，没有再咳嗽。

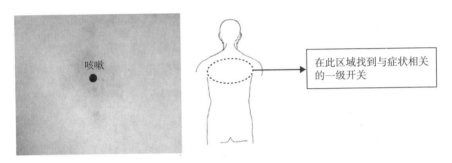

某女，8岁，学生。主诉：咽干，唇干。运用人体普通智能修复系统，在背部找到与症状相关联的一级开关，点刺打开后，三分钟症状消失，第三天回访，其间无异常。

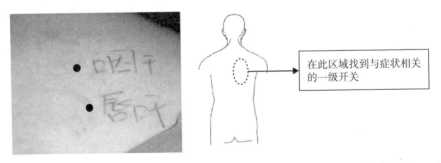

某男，10岁，学生。主诉：感冒，鼻塞。运用人体普通智能修复系统，在背部找到与症状相关联的一级开关，点刺打开后，患者感觉点刺部位排寒，症状立刻消失。

三、人体智能修复系统探秘

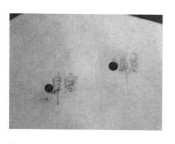 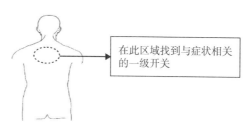

某男，12岁，学生。主诉：右鼻痒，右上牙痛。运用人体普通智能修复系统，在背部找到与症状相关联的一级开关，点刺打开后，患者感觉点刺部位排寒，症状立刻消失。

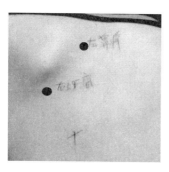 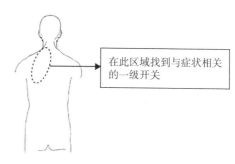

某女，38岁，职员。主诉：中暑后腰酸、咽喉痛、发烧。运用人体普通智能修复系统，在背部找到与症状相关联的一级开关，点刺打开后，患者感觉背部排热，10分钟左右症状消失，第二天回访身体正常。

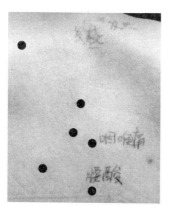 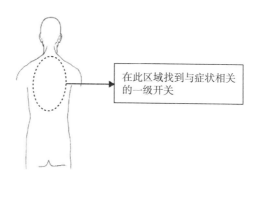

适用于病因单一的各种症状

外因通常有很多种，涉及很多方面，如饮食、情绪、劳损、姿势、穿着等，但外因经常会相互影响，像饮食与情绪就是典型的相互影响的例子。一个病因可以引起多种疾病，一种疾病可由多个病因引起。

这里所说的病因单一，仅仅指由一个病因引起的症状。比如说是由情绪引起的，或者是由饮食引起的，或者是由姿势引起的，或者是由劳损引起的。

第一，适用于各种痛症。如颈椎、腰椎间盘突出，坐骨神经痛，肩周炎，膝痛，手痛，风湿性关节炎，胃痛，胸痛，痛经，癌细胞扩散引起的疼痛，以及鼠标手或键盘手等各种痛症，运用人体普通智能修复系统均有意想不到的效果。

一位常德的酿酒师患有腰椎间盘突出12年，走路时腰痛，右腿无力。运用人体普通智能修复系统，10分钟后，腰不痛了，右腿有力了，后来又巩固几次，再也没痛过。之后他左手麻木，运用人体普通智能修复系统，5分钟恢复正常。前段时间，一名会计因使用键盘过久，导致两个手指屈伸时痛。运用人体普通智能修复系统，两分钟症状明显减轻，几乎感觉不到疼痛。

某女，58岁，职员。主诉：腰酸，乳房胀。运用人体普通智能修复系统，在背部找到与症状相关联的一级开关点刺后，症状立刻消失。5天后回访，其间腰没有疼痛，乳房没有胀痛。

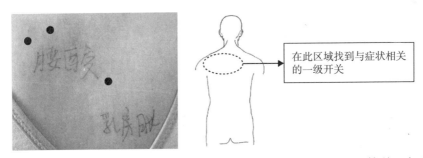

某女，63岁，退休。主诉：颈椎病引起手痛一年余。运用人体普通智能修复系统，在背部找到与症状相关联的一级开关，点刺打开后，3分钟之内症状消失，第二天复诊一次。

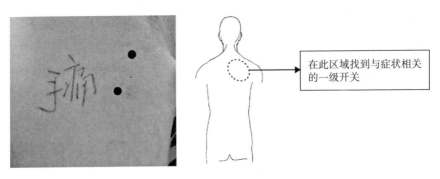

某男，32岁，职员。主诉：腰痛，久坐后更明显。运用人体普通智能修复系统，在背部找到与症状相关联的一级开关，点刺打开后，三次症状消失，回访正常。

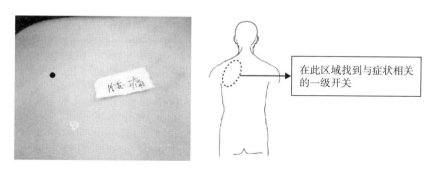

某男，45岁，职员。主诉：疲劳，肩周痛。运用人体普通智能修复系统，在背部找到与症状相关联的一级开关，点刺打开后，患者感觉局部排寒，症状立刻消失，回访，半月内没有出现疲劳和肩周痛。

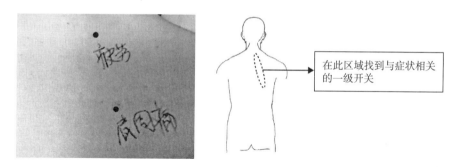

某女，63岁，退休。主诉：双肩酸胀。运用人体普通智能修复系统，在背部找到与症状相关联的一级开关，点刺打开后，症状立刻消失，第二天复诊，一周后回访，其间双肩正常。

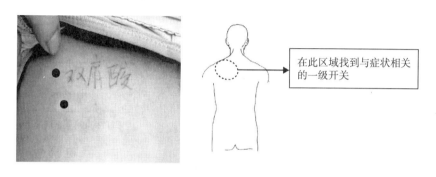

某女，42岁，职员。主诉：脚麻15天。运用人体普通智能修复系统，在背部找到与症状相关联的一级开关，点刺打开后，3分钟症状消失，半月后回访，其间脚未再麻。

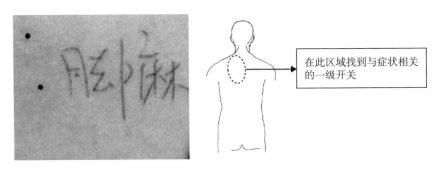

某男，52岁，职员。主诉：胳膊痛，手往上抬时更痛。运用人体普通智能修复系统，在背部找到与症状相关联的一级开关，点刺打开后，症状明显缓解，两次症状消失，5天后回访，其间胳膊未再痛。

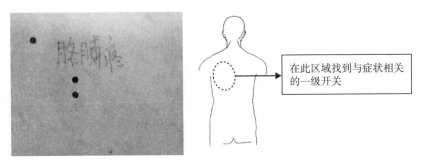

某女，25岁，职员。主诉：肩无力。运用人体普通智能修复系统，在背部找到与症状相关联的一级开关，点刺打开后，症状马上消失，一周后回访，其间肩无异常。

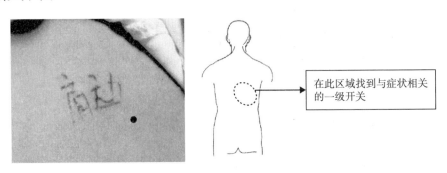

某女，40岁，职员。主诉：落枕。运用人体普通智能修复系统，在背部找到与症状相关联的一级开关，点刺打开后，脖子活动自如，3天后回访，其间脖子活动正常。

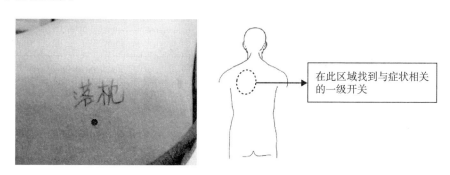

某女，45岁，职员。主诉：坐骨神经痛。运用人体普通智能修复系统，在背部找到与症状相关联的一级开关，点刺打开后，症状明显好转，第二天复诊后症状消失，5天后回访，其间没有异常。

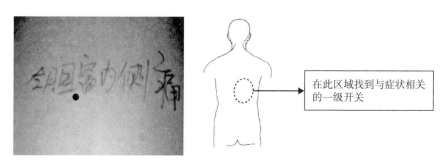

某男，50岁，职员。主诉：左大腿内侧痛。运用人体普通智能修复系统，在腹部找到与症状相关联的一级开关，点刺打开后，症状明显缓解，修复三次症状完全消失，半月后回访，其间没有疼痛发生。

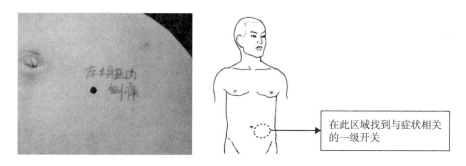

某女，52岁，公务员。主诉：右肘尖痛，手臂外侧痛，肩内侧痛。运用人体普通智能修复系统，在背部找到与症状相关联的一级开关，点刺打开后，第一天症状明显好转，第二天复诊后症状消失，10天后回访，其间没有异常。

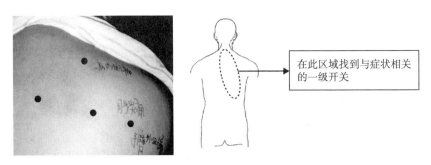

某女，40岁，职员。主诉：痛经，月经前小腹坠胀痛。运用人体普通智能修复系统，在背部找到与症状相关联的一级开关，点刺打开后，3分钟症状消失。

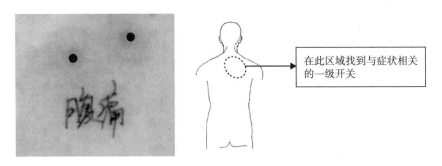

某女，42岁，职员。主诉：月经前乳头痛。运用人体普通智能修复系统，在背部找到与症状相关联的一级开关，点刺打开后，症状立刻消失，半年后回访，其间没有再痛。

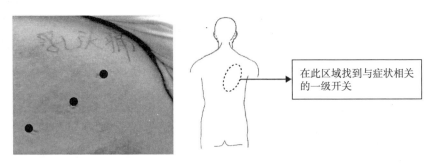

某女，9岁，学生。主诉：乳房痛。运用人体普通智能修复系统，在背部

找到与症状相关联的一级开关，点刺打开后症状立刻消失，10天后回访，其间乳房未再胀痛。

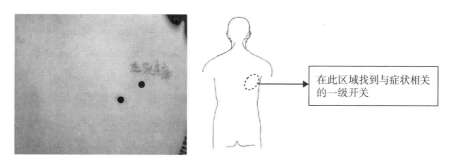

某女，34岁，职员。主诉：胃痛，嘴馋，喜欢吃零食。运用人体普通智能修复系统，在背部找到与症状相关联的一级开关，点刺打开后，症状立刻消失，第二天复诊，之后回访正常。

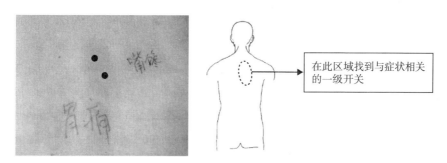

某女，53岁。主诉：大腿外侧痛。运用人体普通智能修复系统，在背部找到与症状相关联的一级开关，点刺打开后，症状马上缓解，四次后症状消失。

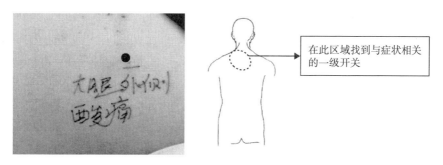

某女，38岁。主诉：右腿坐骨神经痛，行走困难。运用人体普通智能修复系统，在背部找到与症状相关联的一级开关，点刺打开后，症状消失，未再复诊。

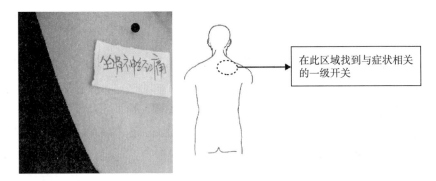

某男,56岁,职员。主诉:背痛,伸直难受。运用人体普通智能修复系统,在胸前找到与症状相关联的一级开关,点刺打开后,三分钟症状消失,一月后回访,其间背未再痛。

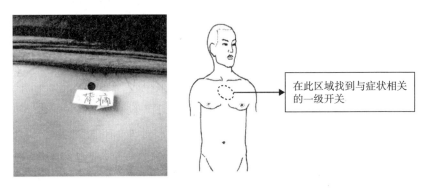

某男,47岁,职员。主诉:牙痛。运用人体普通智能修复系统,在背部找到与症状相关联的一级开关,点刺打开后,3分钟症状消失,10天后回访,其间牙齿正常。

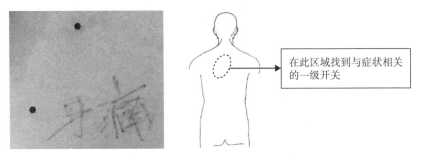

某男,60岁,退休。主诉:手腕痛。运用人体普通智能修复系统,在背部找到与症状相关联的一级开关,点刺打开后,患者感觉手痛部位排寒,症状明显缓解,三次后症状消失。

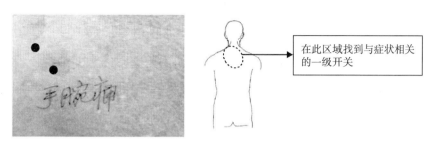

某男，42岁，职员。主诉：脚踝痛。运用人体普通智能修复系统，在背部找到与症状相关联的一级开关，点刺打开后，3分钟症状消失，5天后回访，其间脚踝活动自如。

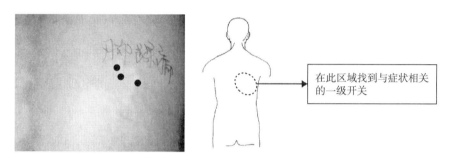

第二，适用于由季节变化引起的疾病，如季节性哮喘、湿疹、过敏性鼻炎、皮肤瘙痒等。

某男，8岁，学生。主诉：过敏性鼻炎，鼻痒。运用人体普通智能修复系统，在背部找到与症状相关联的一级开关，点刺打开后，患者感觉点刺部位排寒，症状立刻消失。

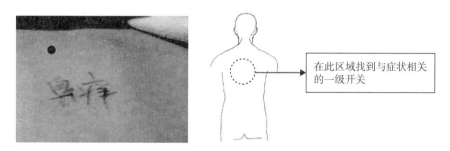

某女，10岁，学生。主诉：左鼻痒。运用人体普通智能修复系统，在面部找到与症状相关联的一级开关，点刺打开后，患者感觉鼻子周围排寒，症状立刻消失。

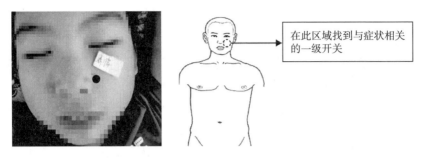

某女，10岁，学生。主诉：鼻痒。运用人体普通智能修复系统，在背部找到与症状相关联的一级开关，点刺打开后，症状立刻消失，第三天回访，鼻子未再痒。

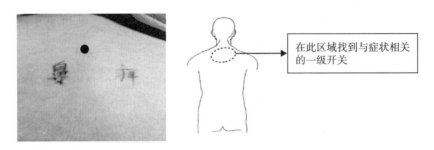

某男，9岁，学生。主诉：左鼻塞。运用人体普通智能修复系统，在背部找到与症状相关联的一级开关，点刺打开后，症状立刻消失，第三天回访，左鼻子通畅。

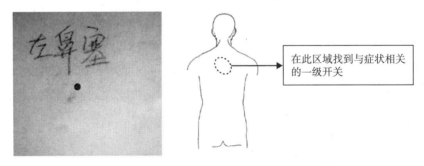

某男，45岁，高管。主诉：呼吸困难。运用人体普通智能修复系统，在背部找到与症状相关联的一级开关，点刺打开后，症状立刻消失，第二天回访，呼吸顺畅。

三、人体智能修复系统探秘

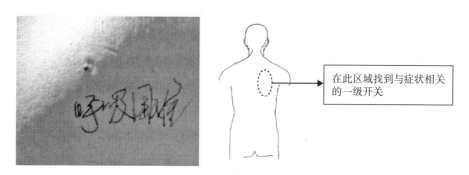

某女，48岁，职员。主诉：过敏性哮喘，咳嗽多年，春季严重。运用人体普通智能修复系统，在背部找到与症状相关联的一级开关，点刺打开后，患者感觉点刺部位排热，症状立刻消失，第二天回访未再咳嗽。

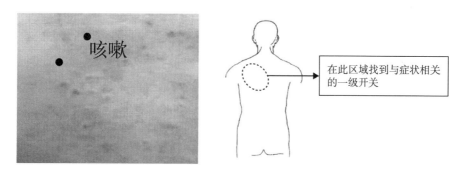

某女，9岁，学生。主诉：继发性哮喘，咽喉有痰。运用人体普通智能修复系统，在背部找到与症状相关联的一级开关，点刺打开后，症状立刻消失，第二天回访正常。

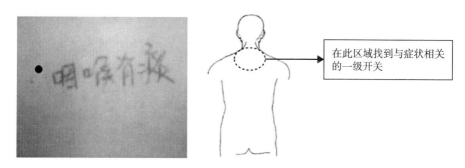

某女，51岁，职员。主诉：患湿疹半年余，抹药治疗未见好转。运用人体普通智能修复系统，在背部找到与症状相关联的一级开关，点刺打开后，症状立刻消失，第二天复诊一次，10天后回访正常。

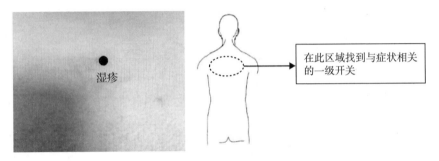

某男，33岁，职员。主诉：左臀部湿疹。运用人体普通智能修复系统，在背部找到与症状相关联的一级开关，点刺打开后，症状立刻消失，第二天复诊，5天后回访，其间未有症状表现。

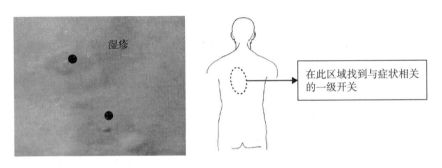

适用于由机体表层垃圾物质引起的各种病症

人体智能修复与其他治疗方法最明显的区别在于，西医是辨病论治，中医是辨证论治，人体智能修复是辨因施智。所以人体智能修复系统不在乎病名，不在乎症状，只在乎病因从哪儿来，现在何处。由机体表层垃圾物质引起的各种病症，顾名思义，内因在机体浅层或者表层，人体普通智能修复系统可修复的病症范围非常广泛。

第一，适用于缓解慢性疾病的症状。如心脏病、肾病、肝病、肺病、脾病、心脑血管病后遗症、甲状腺病变、高血压、高血脂、高血糖、带状疱疹，以及一些无名怪病。深圳一位患者长了甲状腺囊肿（具体尺寸不记得了），用手明显摸得着。运用人体普通智能修复系统，6次后囊肿完全消失，至今5年多未复发。还有一位朋友患带状疱疹，曾在医院治疗，疼痛略有减轻。运用人体普通智能修复系统，当天疼痛消失，三天后痊愈。广东中山的一位患者，59岁，患尿毒症5年多，一年前脚背抽痛，去各地医疗机构治疗均无效，脚背抽痛已严重影响到睡眠，面色黑沉，看上去像 80 多岁，与实际年龄极度不相符。运用人体普通智能修复系统，在其小腹找到一个毛孔开关，点刺打开，患者感觉排寒，后又酌情打开脚背疼痛部位及其周围的开关，全身排寒，5 分钟左右，脚背疼痛消失，当晚睡了一个好觉，第二天精神焕然一新，一下拉回到实际年龄，惊呆了调理室的所有人。在 10 天修复期间，原本每周要透析 3 次，后来也只需透析两次了。实践证明，即使透析了，也可以通过人体智能修复系统恢复相关脏腑的部分功能。长沙的一位朋友打电话问我，医院体检报告显示她尿路感染Ⅲ级，医生说很严重了，问我怎么办？我通过问诊了解情况后，指导她运用人体普通智能修复系统打开隐私部位的开关，刚开始患者感觉排的东西火辣辣的，经过 8 天的智能修复，火辣辣的感觉消失了，再去医院复查，尿检指标一切正常了。

某女，48 岁，职员。主诉：高血压多年，经常头晕，视力模糊，吃药无效。运用人体普通智能修复系统，在背部找到与症状相关联的一级开关，点刺打开后，症状立刻消失，10 天后回访，其间未再出现头晕、视力模糊现象。

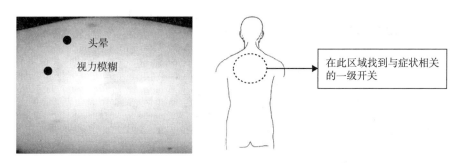

某女，40 岁。主诉：高血压引起偏头痛。运用人体普通智能修复系统，在背部找到与症状相关联的一级开关，点刺打开后，症状立刻消失，10 天后回访，其间未再头痛。

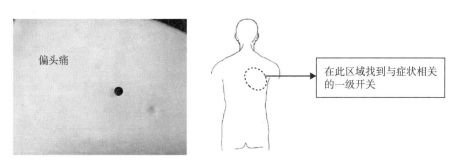

某女，65岁，退休职工。主诉：淋巴癌经化疗，后期效果不佳，手触明显，如红枣大。运用人体普通智能修复系统，在背部找到与症状相关联的一级开关，点刺打开后，淋巴结节手触已不明显，第二天复诊，10天后回访，其间未再摸到结节。

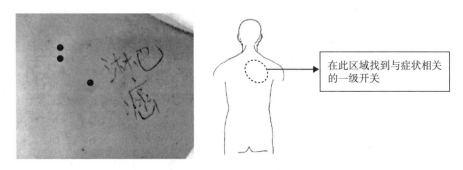

在此区域找到与症状相关的一级开关

某女，50岁，经理。主诉：患糖尿病10余年，餐后血糖30 mmol/L，脚趾缝溃烂。运用人体普通智能修复系统，打开脚趾缝溃烂部位及其周围的二级开关，点刺打开后，患者感觉脚趾大量排寒，第四天恢复正常。

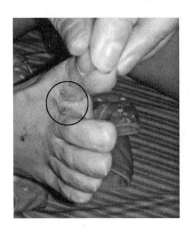 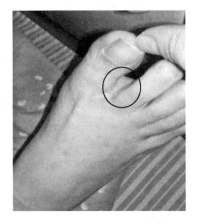

某女，48岁，经理。主诉：醉酒后血糖升高，口干口渴，浑身无力。运用人体普通智能修复系统，在背部找到与症状相关联的一级开关，点刺打开后，患者感觉背部排寒，3分钟症状消失。

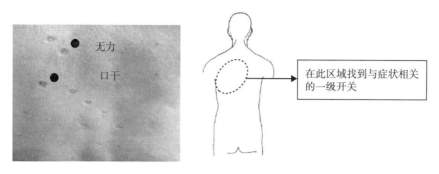

某男，8岁，学生。主诉：胃不舒服。运用人体普通智能修复系统，在背部找到与症状相关联的一级开关，点刺打开后，症状立刻消失。

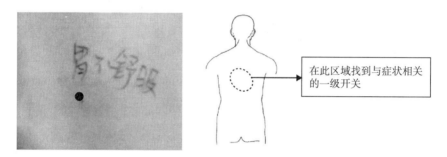

某女，30岁，职员。主诉：饭后胃胀。运用人体普通智能修复系统，在背部找到与症状相关联的一级开关，点刺打开后，症状立刻消失，半月后回访，其间未再出现饭后胃胀现象。

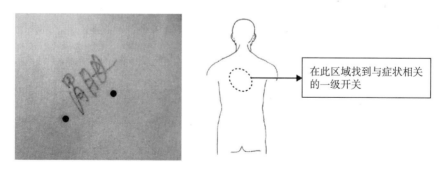

某女，45岁，职员。主诉：甲亢引起眼胀。运用人体普通智能修复系统，在背部找到与症状相关联的一级开关，点刺打开后，症状立刻消失，一月后回访，其间未再出现过眼胀。

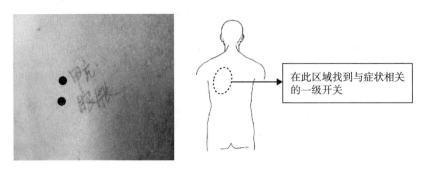

某男，51岁，公务员。主诉：面瘫一年多，曾在医院做过埋线、针灸。运用人体普通智能修复系统，在背部找到与症状相关联的一级开关，点刺打开后，患者感觉背部有时排热，有时排寒，10次后面部恢复正常。

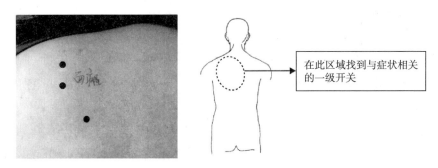

某男，48岁，企业家。主诉：2015年脑出血后偏瘫，一直手握无力。运用人体普通智能修复系统，在腹部找到与症状相关联的一级开关，点刺打开后，三分钟手无力症状消失，5天后回访，其间手握力正常。

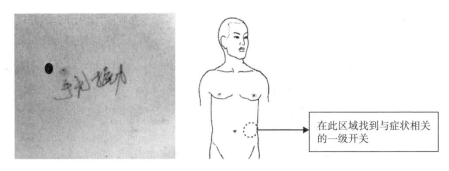

某男，52岁，职员。主诉：中风后遗症脸麻。运用人体普通智能修复系统，在背部找到与症状相关联的一级开关，点刺打开后，3分钟面部麻木症状消失，10天后回访，其间面部正常。

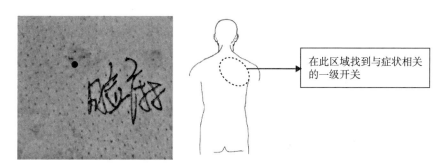

某女，10岁，学生。主诉：胸痛，咳嗽，口苦。运用人体普通智能修复系统，在背部找到与症状相关联的一级开关，点刺打开后，症状立刻消失，第三天回访，其间无异常。

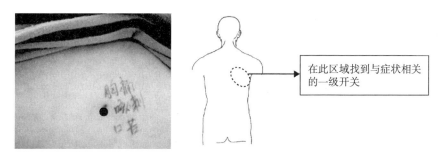

某男，28岁。主诉：上腭已痛两天。运用人体普通智能修复系统，在背部找到与症状相关联的一级开关，点刺打开后，患者感觉背部排寒，3分钟后症状消失，第二天回访，上腭未再痛。

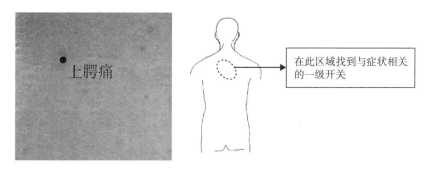

某女，62岁，退休。主诉：气血虚，夏天怕冷，要穿两件厚衣服，戴帽子。运用人体普通智能修复系统，在背部找到与症状相关联的一级开关，点刺打开后，针刺部位感觉有寒排出。当场脱下厚衣服，摘下帽子，20天后回访，其间恢复正常穿着。

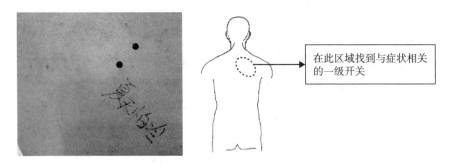

某男，39岁，职员。主诉：患心脏病多年，经常胸闷难受。运用人体普通智能修复系统，在背部找到与症状相关联的一级开关，点刺打开后，患者感觉点刺部位排气，两分钟后症状消失，10天后回访，其间未再胸闷。

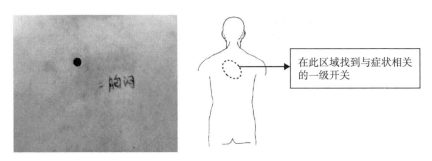

某男，27岁，职员。主诉：头晕，恶心。运用人体普通智能修复系统，在背部找到与症状相关联的一级开关，点刺打开后，患者感觉点刺部位排气，两分钟后症状消失，一周后回访，其间头部没有再晕。

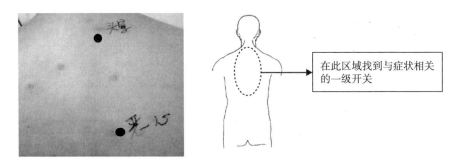

某男，61岁，退休。主诉：时常烧心。运用人体普通智能修复系统，在背部找到与症状相关联的一级开关，点刺打开后，患者感觉点刺部位排热，两分钟后症状消失，一周后回访，无异常。

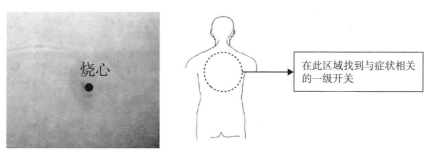

某女，45岁，职员。主诉：咽喉痛，胃食管反流。运用人体普通智能修复系统，在背部找到与症状相关联的一级开关，点刺打开后，患者感觉点刺部位排寒，调理两次症状消失，10天后回访，一切正常。

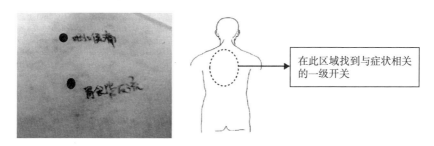

某男，12岁，学生。主诉：轻度抑郁，闷闷不乐，时常伤感。运用人体普通智能修复系统，在胸前找到与症状相关联的一级开关，点刺打开后，患者感觉胸前排气，3分钟后症状消失，第二天回访，心情愉悦。

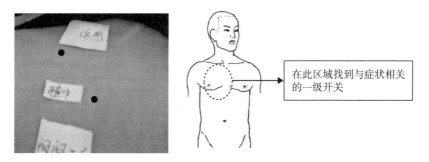

深圳一朋友患有严重的抑郁症，失眠、心神不定。运用人体普通智能修复系统，在胸前找到与症状相关联的一级开关，点刺打开后，心情马上平静，当夜睡眠质量提升。

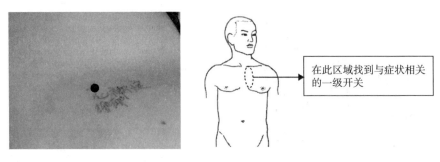

某女，9岁，学生。主诉：头重，注意力不集中，眼角内侧红。运用人体普通智能修复系统，在背部找到与症状相关联的一级开关，点刺打开后，患者感觉点刺部位排气，症状立刻消失。

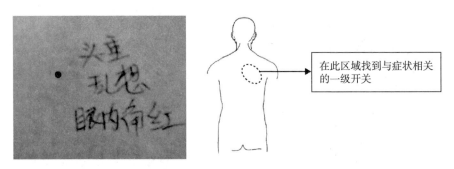

某女，12岁，学生。主诉：胸口紧，上腹胀，心烦。运用人体普通智能修复系统，在胸腹部找到与症状相关联的一级开关，点刺打开后，患者感觉点刺部位排气，症状立刻消失，两天后回访，未见异常。

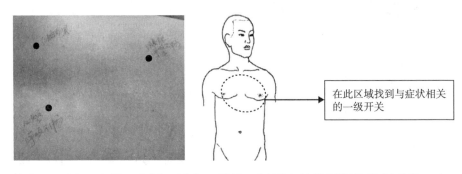

某女，36岁，职员。主诉：胃空、易饿。运用人体普通智能修复系统，在背部找到与症状相关联的一级开关，点刺打开后，患者感觉点刺部位排气，症状立刻消失。

三、人体智能修复系统探秘

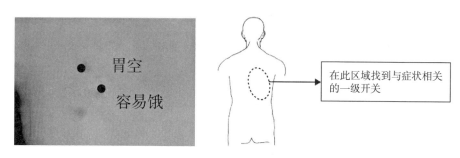

某女，35岁。主诉：躯干两边感觉不对称，左侧身体怕冷。运用人体普通智能修复系统，在背部找到与症状相关联的一级开关，点刺打开后，患者感觉点刺部位排气，症状立刻消失。

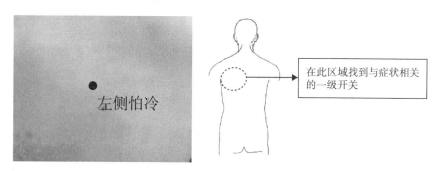

某女，38岁。主诉：性冷淡，性生活时阴道干涩。运用人体普通智能修复系统，在腰部周围找到与症状相关联的一级开关，点刺打开后，患者感觉点刺部位排寒，之后症状消失。

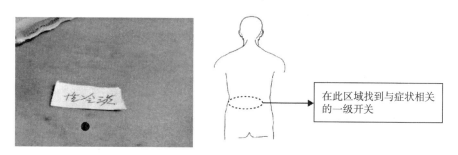

某女，38岁。主诉：饭后犯困，想睡觉。运用人体普通智能修复系统，在背部找到与症状相关联的一级开关，点刺打开后，患者感觉点刺部位排寒，症状立刻消失，精神饱满。

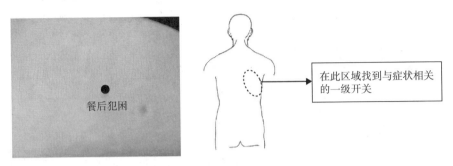

某男，35岁。主诉：右足弓紧，走路不舒服。运用人体普通智能修复系统，在背部找到与症状相关联的一级开关，点刺打开后，足弓松弛，活动自如。

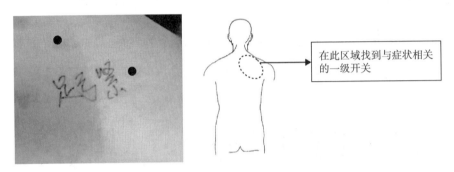

某女，54岁。主诉：双腿无力。运用人体普通智能修复系统，在胸前找到与症状相关联的一级开关，点刺打开后，患者感觉点刺部位排热，双腿有力，恢复正常，未再复诊。

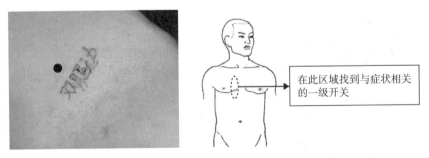

某女，13岁，学生。主诉：容易饥饿。运用人体普通智能修复系统，在背部找到与症状相关联的一级开关，点刺打开后，患者感觉点刺部位排寒，症状立刻消失，10天后回访，未再出现饥饿现象。

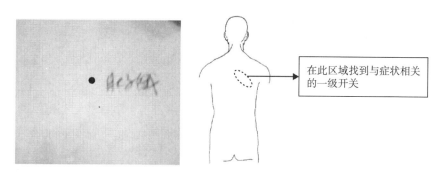

某女，15岁，学生。主诉：脾虚，嗜吃甜品。运用人体普通智能修复系统，在背部找到与症状相关联的一级开关，点刺打开后，患者感觉点刺部位排寒，不再嗜吃甜品。

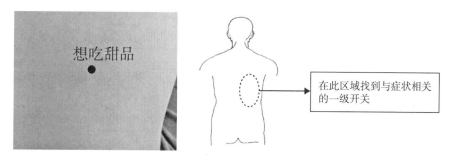

某女，12岁，学生。主诉：外阴痒。运用人体普通智能修复系统，在背部找到与症状相关联的一级开关，点刺打开后，患者感觉点刺部位排气，症状立刻消失。

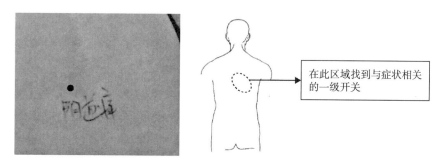

某男，10岁，学生。主诉：疑似多动症，下嘴唇痒，喜欢咬嘴唇。运用人体普通智能修复系统，在背部找到与症状相关联的一级开关，点刺打开后，患者感觉点刺部位排气，下嘴唇不痒了，5天后回访，其间未再咬嘴唇。

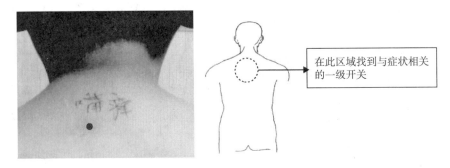

某男，50岁，职员。主诉：咽喉不适，声音厚重，胸口堵。运用人体普通智能修复系统，在背部找到与症状相关联的一级开关，点刺打开后，患者感觉点刺部位排气，3分钟后症状消失，说话轻松，声音纯厚，胸口顺畅。

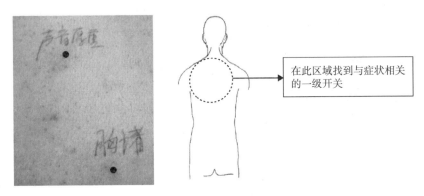

某女，10岁，学生。主诉：肚子痛，咽喉痛。运用人体普通智能修复系统，在背部找到与症状相关联的一级开关，点刺打开后，患者感觉点刺部位排寒，症状立刻消失，第二天回访，肚子不痛了。

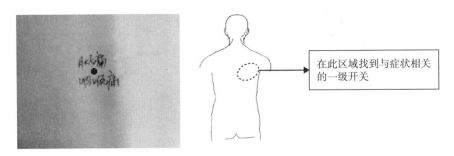

某女，12岁，学生。主诉：咽喉痒，烦躁，全身紧，肚子痛。运用人体普通智能修复系统，在胸前找到与症状相关联的一级开关，点刺打开后，患者感觉胸前排寒，5分钟左右症状全部消失，第二天回访正常。

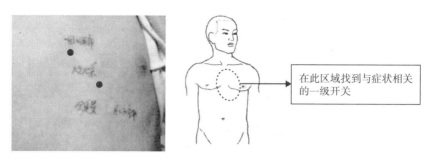

某男，45岁，职员。主诉：痛风，左脚大拇指痛。运用人体普通智能修复系统，在背部找到与症状相关联的一级开关，点刺打开后，一次症状基本消失，第二天巩固，10天后回访，其间左脚大拇指未再疼痛。

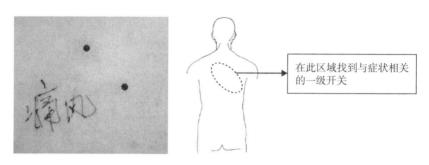

某女，38岁，职员。主诉：慢性咽炎多年，感觉咽喉有异物，感冒时加重。运用人体普通智能修复系统，在背部找到与症状相关联的一级开关，点刺打开后，3次症状完全消失。

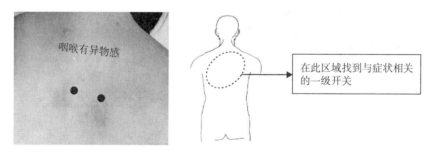

某男，68岁，退休。主诉：慢性咽炎，咽喉痒，经常想咳嗽。运用人体普通智能修复系统，在背部找到与症状相关联的一级开关，点刺打开后，症状立刻消失，5天后回访，其间未见异常。

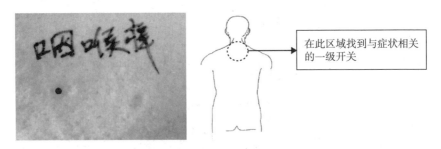

某女，9岁，学生。主诉：慢性咽炎，咽喉痒。运用人体普通智能修复系统，在背部找到与症状相关联的一级开关，点刺打开后，症状立刻消失，半月后回访，其间未见异常。

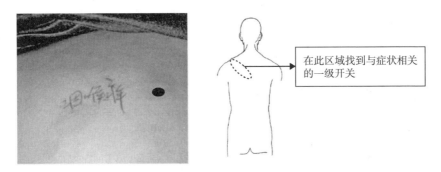

某女，40岁，职员。主诉：慢性咽炎。运用人体普通智能修复系统，在背部找到与症状相关联的一级开关，点刺打开后，症状立刻消失，10天后回访，其间未见异常。

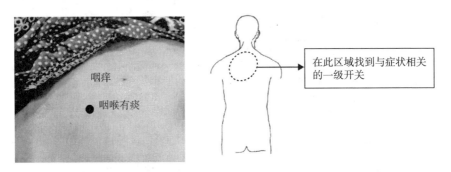

某女，45岁。主诉：胃痛。运用人体普通智能修复系统，在背部找到与症状相关联的一级开关，点刺打开后，症状马上消失，5天后回访，未见异常。

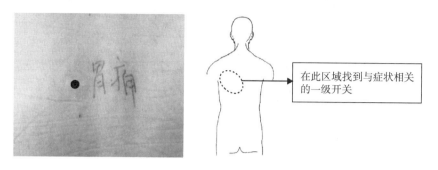

某女，8岁。主诉：头热，腿冷，肚子痛，左肋下方胀。运用人体普通智能修复系统，在胸腹部找到与症状相关联的一级开关，点刺打开后，患者感觉腹部排寒，症状马上消失。

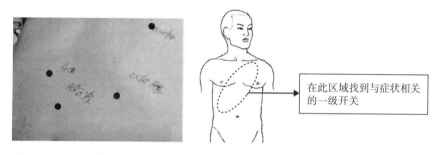

某女，45岁。主诉：患痔疮多年。运用人体普通智能修复系统，在背部找到与症状相关联的一级开关，点刺打开后，患者感觉腹部排寒，痔疮变小，自动收回，10次修复后，未见复发。

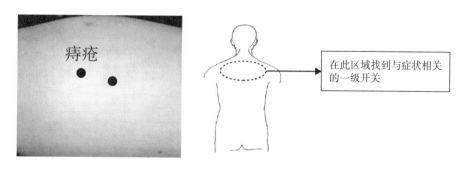

某男，65岁。主诉：患有心脏病，时常感觉心口紧，呼吸困难。运用人体普通智能修复系统，在背部找到与症状相关联的一级开关，点刺打开后，症状马上消失。

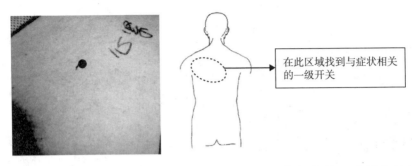

在此区域找到与症状相关的一级开关

母亲家的邻居，一位 70 多岁的阿姨，左小腿内侧大约 6 寸见方的区域长了一片癣，有五六年了，很痒，每次挠都会出血，时间久了，皮肤已经变黑。一天她和母亲聊天，听说我母亲经常会运用人体普通智能修复系统给自己处理一些小问题，如头痛、头晕、腿痒等，立刻想到了折磨自己多年的皮肤病，提出要我母亲帮她"治疗"一下，说痒起来实在太难受了，母亲觉得无法推辞，给她做了两次，其皮肤病明显好转，基本上不痒了，后面又继续修复了几次，皮肤颜色已经恢复正常。前一段时间母亲还提起此事，说邻居阿姨的腿已经有一年多没有痒过了。

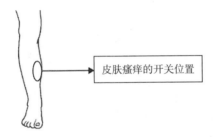

皮肤瘙痒的开关位置

第二，适用于缓解癌细胞扩散引起的疼痛。一位晚期肺癌患者，因癌细胞扩散引起疼痛，医院的各种止痛方法均已无效，无奈之下被家人强行带过来找我。运用人体普通智能修复系统，两分钟之内止痛。

第三，适用于口腔溃疡及术后康复等。

某男，10 岁，学生。主诉：口腔溃疡，舌头接触时痛。运用人体普通智能修复系统，在背部找到与症状相关联的一级开关，点刺打开后，3 分钟止痛，第二天溃疡消失。

三、人体智能修复系统探秘

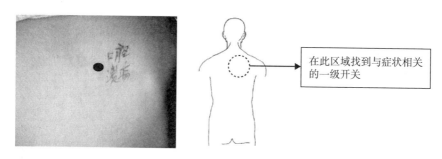

某女，53岁，退休。主诉：舌尖溃疡，说话时痛。运用人体普通智能修复系统，在背部找到与症状相关联的一级开关，点刺打开后，患者感觉点刺部位排寒，疼痛和溃疡白点很快消失，第二天溃疡消失。

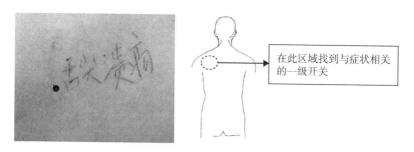

某女，42岁。主诉：嘴角痛。运用人体普通智能修复系统，在背部找到与症状相关联的一级开关，点刺打开后，患者感觉点刺部位排寒，嘴角疼痛明显减轻，第二天疼痛完全消失。

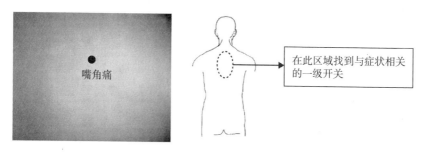

北京一位朋友做早餐时不慎摔倒，导致左手腕关节粉碎性骨折，上了钢板和钢钉，手肿胀、疼痛、无法入睡，其间一直坚持每天运用人体普通智能修复系统。一个月后去医院复查，医生对她的康复效果感到很惊讶，不但伤口愈合得好，对骨伤的修复也起到了神奇的作用，皮肤还比以前细腻了。

069

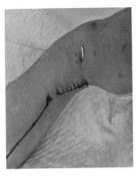 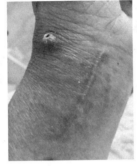 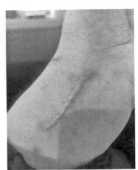

手术后的情况　　　一个月取钢板后的情况　　　取钢板半月后的情况

实践证明，术后康复期间运用人体普通智能修复系统，可以加速愈合，恢复健康，各种后遗症状也可以逐渐消失。体育健儿最怕受伤，运用人体普通智能修复系统，只要不是骨折，都能在三五天之内痊愈，即使是骨折，只要接好骨折，加以固定，运用人体普通智能修复系统，既可加快愈合，减轻愈合修复期间的各种症状与不适，又可预防后遗症。深圳一大学生，左踝骨骨折后有后遗症，负重和行走不如右脚，运用人体普通智能修复系统仅修复一次，双脚负重平衡，走路轻快。

第四，适用于五官科保健，包括眼、鼻、耳、喉、口腔。

某女，76岁，2018年出现左眼模糊，感觉眼前有障碍物，影响正常生活。去医院检查，结果是视网膜静脉阻塞，属于退行性病变，医生说不可逆，建议做手术，患者及家属考虑到安全问题，不同意手术。又找到省级医院首席权威专家确诊，专家还是说不可逆。后运用人体普通智能修复系统，3分钟后痊愈，3年多一直未再发作。一位朋友长时间看电脑，眼睛干涩，运用人体普通智能修复系统，眼睛马上湿润，眼睛干涩症状消失，但需要修复一段时间。长沙一个8岁的孩子，视力4.9，其母亲运用人体普通智能修复系统，一星期将其视力恢复到5.2。一老妇69岁，左眼飞蚊症，运用人体智能修复系统，当天症状就消失。还有一位中年妇女，迎风流泪，运用人体智能修复系统，当天症状减轻，坚持修复一星期，症状完全消失。

有天去朋友家吃饭，她6岁多的女儿突然大声哭泣，手捂着左侧面颊，表情异常痛苦，询问后才知道孩子正在换牙，刚才吃饭时不小心碰着了，很痛，所以哭了。去医院检查，医生说里面的牙还没长出来，暂时不能拔掉乳牙，给孩子开了甲硝唑服用。朋友说，吃药后虽然牙痛会缓解，但药效时间不长，也不能让孩子吃太多药。我说"我看一下吧"！通过探诊，发现牙痛部位的面颊表皮异常，运用人体普通智能修复系统，疼痛马上消失。晚上牙齿也没有痛，之后换牙时，朋友用同样的办法处理，帮助孩子顺利度过了换牙期。像这种儿童换牙，能否运用人体普通智能修复系统，一开始我是没有信心的。从自然现象来分析，好像难以理解，但是通过这次的巧遇，事实证明人体普通智能修复系统应用的广泛性和有效性。

某女，35岁，职员。主诉：眼睛干涩。运用人体普通智能修复系统，在鼻梁上找到与症状相关联的一级开关，点刺打开后，患者感觉鼻梁上流水，3分钟后症状消失，10天后回访，眼睛正常。

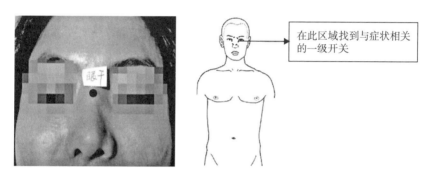

某女，28岁，职员。主诉：过敏，眼睛痒。运用人体普通智能修复系统，在背部找到与症状相关联的一级开关，点刺打开后，3分钟症状消失，复诊一次，5天后回访，其间眼睛未再出现过敏现象。

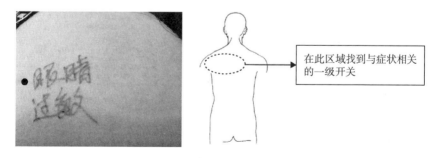

某女，10岁，学生。主诉：红眼病。运用人体普通智能修复系统，在右眉上方找到与症状相关联的一级开关，点刺打开后，患者感觉额头滴水，症状立刻消失，第二天回访，眼睛正常。

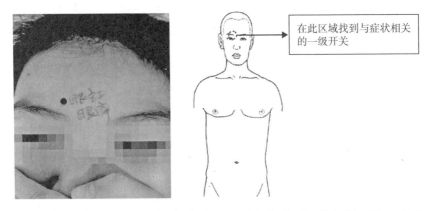

某女，30岁，职员。主诉：智齿痛。运用人体普通智能修复系统，在背部找到与症状相关联的一级开关，点刺打开后，3分钟疼痛消失，第二天回访，智齿未再痛。

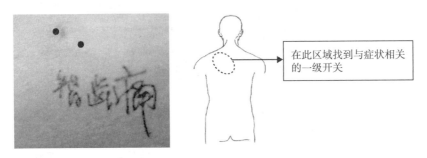

某女，40岁，职员。主诉：鼻子上火，鼻孔冒热气。运用人体普通智能修复系统，在左鼻旁找到与症状相关联的一级开关，点刺打开后，症状立刻消失，第二天回访，均无异常。

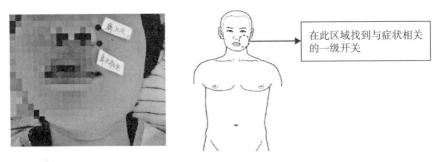

第五，适用于减肥与医疗美容。人体普通智能修复系统对美容和祛痣的效果也是非常不错的。

某男，56岁，公司职员。主诉：左鼻翼黑痣已长近30年，最近7年来黑痣范围慢慢扩大。运用人体普通智能修复系统，修复一周后黑痣自然脱落。

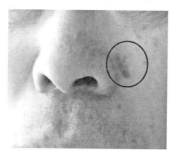 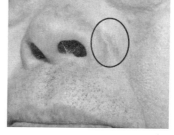

修复前的情况　　　　　　　　修复一周后的情况

某男，38岁，运用人体普通智能修复系统，久治不愈的咳嗽在短短4天内痊愈，他深感效果奇佳，提出想减肥。运用人体普通智能修复系统，打开二级开关后，瞬间患者感受"寒"从腹部"喷出来"，随后身体自动收缩塑形，对此他惊奇不已。经两次治疗，原来肥胖尖尖的肚子基本上平了（视频无法处理，见右图）。

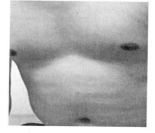

河南一妇女，56岁。主诉：肥胖，腰痛多年。2014年5月前来就诊，运用人体普通智能修复系统，打开二级开关后，患者感觉"寒"从腹部"喷出来"，随后身体自动收缩塑形，可以看到肚子一点点变小，减肥速度惊人，这是5分钟后的效果，之后腰痛症状明显缓解。

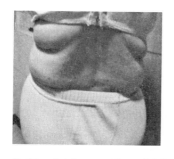 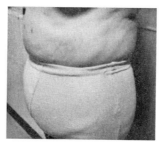

北京一妇女，54岁。主诉：脑出血后遗症，头重，头晕，血压高。运用人体普通智能修复系统，打开开关后，患者感觉有寒排出，头晕、头重现象消失。三天后提出想要减肥，运用人体普通智能修复系统，打开小指和无名指上

的一级开关后，患者感觉腹部排寒厉害，肚子明显变小，下面是第二天的对比图。

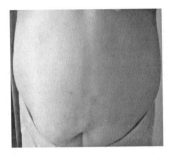 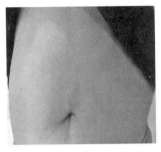

某男，39岁，职员。主诉：肥胖，肚子大，抱腿坐不稳。运用人体普通智能修复系统，在背部找到与症状相关联的一级开关，点刺打开后，10分钟腰围缩小3厘米，抱腿能坐稳了，一月后回访，未反弹。

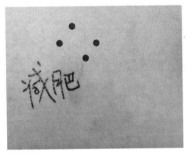 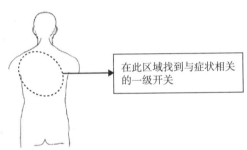

在此区域找到与症状相关的一级开关

经过长期的实践发现，肥胖主要与食物、情绪、药物、不良姿势与运动等有关。喜欢吃寒凉食物的人更容易发胖，因为身体感觉到寒凉后，会产生脂肪保护身体，脂肪像冬天盖的被子，身体每感觉到一次寒冷，就会产生一层脂肪，感觉一次寒冷，产生一层脂肪，如此一层层的脂肪叠加起来，身体会越来越胖，第一、第二两个案例都属于这种外因引起的肥胖。

由于机体病理、病因之间的相互影响，肥胖的外因变得更加复杂。只有从源头来处理，才会解决肥胖的实际问题，不辨病因而盲目减肥的方式都是徒劳的，而且伤身。

患者身体的敏感度决定了减肥的速度。敏感度由细胞的活力决定（作者注：细胞活力指细胞接受、释放和感知信息的能力）。细胞接受、释放和感知信息的能力越强，机体敏感度越高，减肥效果越好。根据目前运用人体普通智能修复系统的情况来看，敏感体质的患者占80%左右。

特别提示：人体普通智能修复系统的减肥原理不同于其他形式的减肥。人体普通智能修复系统是在不破坏胶原蛋白和弹力纤维蛋白，保持皮下脂肪和肌肉弹性的前提下进行的，排出引起肥胖且瘀积在体表的垃圾物质后，身体会自动收缩塑形，杜绝皮肤松弛，达到减肥的目的。所以人体普通智能修复系统是以塑形、增强免疫力为主，减体重为辅。如是由单一外因如饮食、情绪、不良姿势引起的肥胖且患者敏感，一次就能收到很好的效果；如是由多种外因相互影响或药物引起的功能性肥胖，效果较慢。

增强体能

增强体能的方法很多，可以从运动、锻炼、饮食营养等方面来增强体能。运用人体普通智能修复系统增强体能，速度惊人，效果远超出人们的想象。

某男，48岁，智能修复前，做了体位和体能两方面的测试：①体位。患者直立前倾（直立，身体向前弯曲，双腿腘窝处牵扯痛，双手距离地面还差15厘米左右）；之后做俯卧屈膝（俯卧，屈膝弯曲，大腿前部肌肉牵扯痛，脚离屁股13厘米左右）（作者注：棉签长度10厘米）。②体能。测试做俯卧撑，只做了30个。修复二十分钟后，再次做体位和体能两方面的测试：①体位，俯卧屈膝，脚离屁股约4厘米左右，直立前倾，腘窝处不痛，手可以接触到地面，走路轻快；②体能，可以轻松做50个俯卧撑。

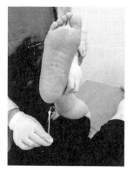

修复前的情况

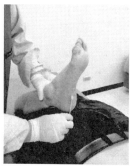

修复后的情况

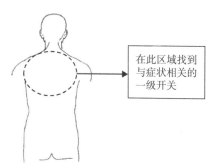

在此区域找到与症状相关的一级开关

治疗与预防同步进行

运用人体普通智能修复系统可以做到治疗与预防同步进行。如蚊虫叮咬后，挑刺疙瘩及其周围，蚊子携带的毒素就不会随着血液循环游走全身，不仅解除了症状,还保持了体内环境的稳定,使机体、细胞的代谢功能都能正常有序地进行,减少了疾病的发生。同时人体普通智能修复系统只处理表皮与毛孔,且手法轻柔,避免了对身体造成二次伤害。无论何时何地何人,预防总是第一位的,而治疗则是第二位的。家庭保健这个热潮,势头如火如荼,在全国范围内快速开展,有关的理论著作也大量涌现,本书只不过是一个"抛砖引玉"之作。

适用于医疗资源紧张和缺医少药地区

人体普通智能修复系统所用的工具只有一根微针,在医疗资源紧张和缺医少药的地区可以减轻国家的负担,及时挽救人们的生命。

本书用大量篇幅说明人体普通智能修复系统的实用价值,目的是想让人们对身体多一份了解,减少对疾病的恐惧。人体普通智能修复系统虽是一种新的祛病方法,但其既有高度综合的理论,又有具体的祛病方法与措施,更有具体的开关区域图可参照。人体普通智能修复系统的特点是易懂,大凡有小学文化程度都可以读懂;易学,无手法,只要一点一挑,没有难的技术要求,安全可靠,一般人都可以学会操作;易推广,只要找到规律,找到与疾病相关联的毛孔开关与表皮开关一点一挑,即使是医盲,也马上可以自病自医。长沙一患者自从学会了人体普通智能修复系统后,但凡家人有个头疼脑热、腰痛、腿痛,都运用人体普通智能修复系统解决,小孩子从4岁开始,到现在9岁,再没有因感冒发烧或小毛病去过医院。人体普通智能修复系统的适应范围非常广泛,读者只要用心去领略便能知晓其中的奥秘。一人学会,全家受益!

人体普通智能修复系统是为保持人体内环境稳定、维护机体动态平衡服务的。在科技快速发展的今天,人类赖以生存的环境遭到了严重的破坏,如水的污染、土壤的污染、食品的污染、空气的污染等,还有来自生活习惯、饮食习惯、心理活动、行为方式等各方面的影响,使人类的健康受到严重的威胁,而如何保持人体内环境的稳定,维护机体的动态平衡,自然成为人们最关心的问题。人体智能修复系统强调以"清排体内垃圾物质,释放人体'存储空间',维护机体的正常运行和正常的血液循环,使机体自主恢复功能状态,疾病自然消失"为主旨,以发挥人体最大潜能为己任。

四、人体普通智能修复举例

能拯救你的只有你自己。
但有时候需要有人帮你转换下思维,
指明一个方向,才能收获更健康的人生。

辨因施智是人体智能修复系统的修复原则。考虑到读者不熟悉诊断方法，暂时无法通过外因快速找到开关区域，本章的修复方案都是根据作者实践经验，以内因影响区域的分布规律展示的，并把内因简化为"本位因素"和"他位因素"两大类来阐述，方便广大读者理解。

本位因素：也可称之为主观因素，是指内因影响区域和症状反应部位在同一个地方。

跑步后，小腿肚会酸胀。原因是在跑步的过程中，小腿肚产生了大量气（现代医学说是乳酸），这些气瘀积在小腿肚，影响了局部的血液循环，产生了小腿肚酸胀现象。气瘀积在小腿肚导致小腿肚酸胀，内因影响的区域是小腿肚，症状反应部位也在小腿肚，这种情况就是由本位因素引起的。本位因素引起的，开关区域也在症状反应部位，也就是说哪里不舒服，开关区域就在哪里。以小腿酸胀为例，开关区域就在小腿酸胀部位及其周围。

由本位因素引起的病症或外伤有一个很明显的特点：内因影响区域、症状反应部位和开关区域都在同一个地方。

他位因素：也可称之为客观因素，是指内因影响区域和症状反应部位不在同一个地方。

一位胃痛多年的患者，吃点东西就感觉胃胀，嘴里吃得下，肚子装不下。经我诊断，发现其胃痛是由劳损引起的，在背部找到一级开关治愈。从这个案例可以看出，患者的胃痛不是由本位（胃部）因素引起的，而是由内因影响的背部引起的，属于他位因素引起的。

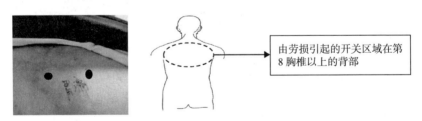

由劳损引起的开关区域在第8胸椎以上的背部

由他位因素引起的病症或外伤也有一个明显的特点：内因影响区域与开关区域在同一个地方，症状反应却在其他部位。

我在实践过程中发现，这种现象非常常见。最典型的，也是临床最多见的病症是腰椎间盘突出，这一点广大读者一定要引起注意，症状反应部位不一定都在内因影响区域。

本位因素和他位因素不一定都是孤立存在的，有时会同时存在，如头痛，除因头部受伤引起的头痛属于本位因素外，大多数头痛都是有本位因素和他位因素同时存在。人体是一个有机的整体，在生理上相互促进，在病理、病因上相互影响。疾病与病因之间的关系也比较复杂，会出现相同的疾病有着不同的病因、一种疾病可由多个病因引起、相同的病因会引起不同的疾病、一个病因可以引起多种疾病四种表现形式。所以他位因素方案通常会有几个。不管病症是由本位因素引起的，还是由他位因素引起的，开关基本会在划分的区域出现，但开关区域的范围是有弹性的，并不是一成不变的，可大一点，可小一点。坚持一个原则，根据症状变化程度酌情处理就可以。速效是人体普通智能修复系统最典型的特点，"点到疾消"是一种常态，把握好这一点，操作就能得心应手，游刃有余了。

书中虚线椭圆形⬭代表一级开关，用点刺方法打开；实线椭圆形◯代表二级开关，用挑刺方法打开。如果同一区域既有虚线椭圆形，又有实线椭圆形，先在这个区域打开一级开关，再打开二级开关。

特别提示：本书主要介绍的是人体普通智能修复系统，故而本章的修复方案只针对由瘀积在体表或机体浅层垃圾物质引起的病症进行修复。有些病症修复两三次后，没有很明显的改善或者当时效果很不错，但稳定性不强，过几个小时又回到原来的样子，这样的病症就有可能牵扯到了中、深层垃圾物质或者宇宙高维空间的负能量物质，不适合运用人体普通智能修复系统。

对于由瘀积在人体中、深层的垃圾物质或宇宙高维空间的负能量物质引起的病症将在下一本书中详解。

■ 1. 修复肩颈劳损

肩颈劳损是指长时间低头看手机或长时间伏案工作，导致头、颈、肩、背周围肌肉、肌腱等组织紧张、疲劳、僵硬，引起头、颈、肩、背血液循环不好，出现的酸胀、疼痛等不适症状。

找开关要领：

（1）开关位置：肩颈劳损的一、二级开关都有。一级开关区域在第7胸椎以上的背部；二级开关区域在肩颈部和头颈结合部位之间、第7胸椎以上的背部。

（2）找开关的方法：通过探诊、触诊、动诊找到一级开关，通过探诊、望诊、问诊找到二级开关。

方案一：由本位因素引起的肩颈劳损

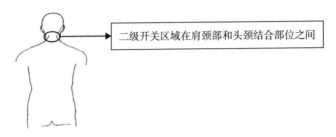

打开开关要领：

（1）用挑刺方法打开开关。

（2）先打开头颈结合部位的开关，再根据肩颈缓解的程度，酌情打开肩颈部的开关。

方案二：由他位因素引起的肩颈劳损

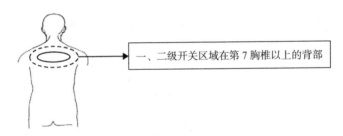

打开开关要领：

（1）用点刺方法打开一级开关，用挑刺方法打开二级开关。

（2）先打开背部的开关，再根据病症变化情况，酌情打开方案一中的开关。

注意事项：

（1）打开开关时手法要轻柔，要有耐心。

（2）由于肩颈长期处于劳损状态，头颈结合部位瘀积的垃圾物质比较多，打开开关时会有点痛，嘱咐患者稍微忍耐一下，必要时中途可稍作休息再操作。随着垃圾物质的不断排出，操作部位的疼痛会逐渐减轻、消失。

建议：

（1）操作时间，以症状明显减轻或消失为准。

(2)修复期间不宜涂抹、贴敷其他药物,否则影响垃圾物质的排出。

(3)每工作一小时休息5～10分钟,在休息期间可以活动一下肩部。

(4)可做日常保健修复。

(5)选用一个合适的枕头。

■ 2. 修复肌肉酸痛、运动损伤

肌肉酸痛是指剧烈运动后,重体力劳动者长时间劳动、拧重物后或拔罐、按摩、刮痧等理疗后引起的肌肉酸痛。主要表现为肌肉酸胀、疼痛、红肿、发热等。

运动损伤是在运动或者活动过程中出现的肌肉软组织损伤,常造成关节错位、韧带撕裂、肌肉拉伤等各种受伤的情况。临床表现是伤部组织出血、肿胀,局部红、肿、热、痛,功能障碍等。

找开关要领:

(1)开关位置:肌肉酸痛、运动损伤一般只有二级开关,开关区域在肌肉酸痛、损伤部位,也就是说哪里痛,开关就在哪里。只有导致关节错位的运动损伤,才会有一级开关,开关区域在第9胸椎以上的背部。

(2)找开关的方法:通过探诊、望诊、问诊找到二级开关。比如:问患者手臂什么时候开始痛的?她说"今天拎了一袋米就开始痛了",那么,开关区域会在肘关节下两寸部位。不同的运动方式,肌肉受力的位置不同,疼痛会出现在受力的位置,开关也在那里。

方案一:由本位因素引起的肌肉酸痛、运动损伤

举例:搬重物

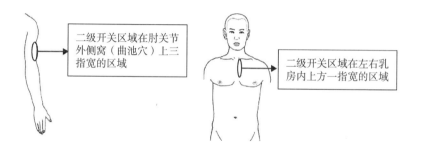

打开开关要领：用挑刺方法打开开关。

举例：拧重物

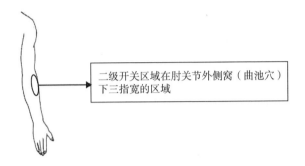

二级开关区域在肘关节外侧窝（曲池穴）下三指宽的区域

打开开关要领：用挑刺方法打开开关。

举例：跑步、爬山、抬腿、弹跳

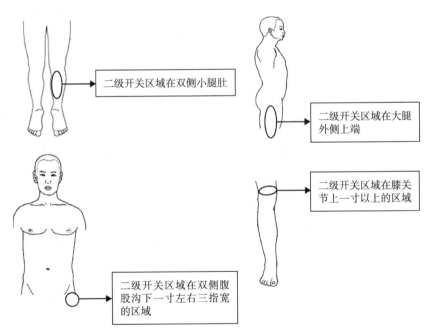

二级开关区域在双侧小腿肚

二级开关区域在大腿外侧上端

二级开关区域在膝关节上一寸以上的区域

二级开关区域在双侧腹股沟下一寸左右三指宽的区域

打开开关要领：用挑刺方法打开开关。

举例：打羽毛球

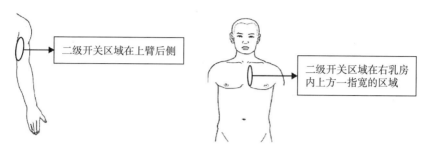

打开开关要领：用挑刺方法打开开关。

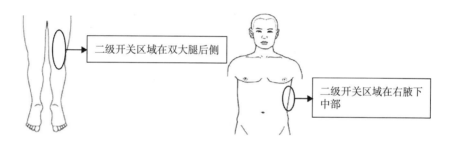

打开开关要领：用挑刺方法打开开关。

举例：手臂刮痧后肌肉酸痛

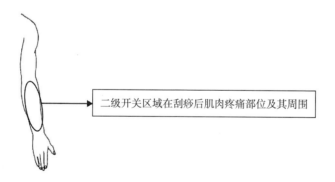

打开开关要领：用挑刺方法打开开关。

举例：背部按摩后出现的肌肉酸痛

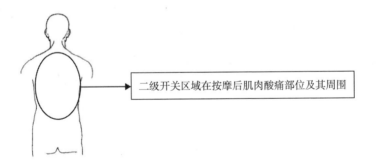

二级开关区域在按摩后肌肉酸痛部位及其周围

打开开关要领：用挑刺方法打开开关。

方案二：由他位因素损伤引起的运动损伤

举例：脚踝扭伤

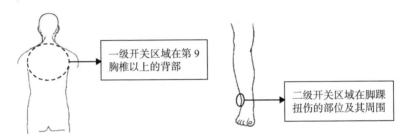

一级开关区域在第9胸椎以上的背部

二级开关区域在脚踝扭伤的部位及其周围

打开开关要领：

（1）用点刺方法打开一级开关，用挑刺方法打开二级开关。

（2）先打开背部的一级开关，再根据症状变化情况，酌情打开脚踝扭伤部位的二级开关。

注意事项：

（1）打开开关时手法要轻柔，要有耐心。

（2）肌肉酸痛或损伤部位瘀积的垃圾物质比较多，打开开关时会有点痛，嘱咐患者稍微忍耐一下，必要时中途稍作休息再操作。随着垃圾物质的不断排出，操作部位的疼痛会逐渐减轻、消失。

（3）方案二只有在确定踝关节没有骨折的前提下才能操作。

建议：

（1）操作时间，以疼痛、红肿症状明显缓解，或者基本消失为准。

（2）修复期间，避免膝盖大幅度的弯曲。

（3）尽量不用单手去拧重物，可以把重物双手托起，抱在胸前。

（4）跑步、登山时，如果感觉肌肉有点酸痛或者疲劳，就地休息一下，再继续。

（5）运动前先热身，尽量避免超过身体的承受极限。

（6）修复期间不宜涂抹、贴敷其他药物，否则影响垃圾物质的排出。

（7）定期检测骨盆是否有移位。

■ 3. 修复冻疮

冻疮的发生主要由于身处寒冷、潮湿环境，在寒冷刺激下血管痉挛收缩，引起组织缺氧导致细胞损伤。

找开关要领：

（1）开关位置：冻疮只有二级开关，开关区域在冻疮部位及其周围。

（2）找开关的方法：通过望诊，问诊找到二级开关。

举例：右手背长冻疮

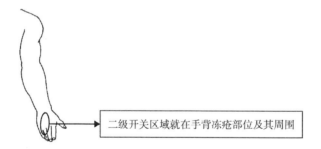

打开开关要领： 用挑刺方法打开开关。

注意事项：

（1）打开开关时手法要轻柔，要有耐心。

（2）冻疮部位瘀积的垃圾物质比较多，打开开关时会有点痛，嘱咐患者稍微忍耐一下，必要时中途稍作休息再操作。随着垃圾物质的不断排出，操作部位的疼痛会逐渐减轻、消失。

（3）在修复过程中，皮肤会出现瘙痒，不用紧张，在瘙痒的部位继续操作，这是该部位垃圾物质排出不太顺畅导致的。

建议：

（1）操作时间，以冻疮基本不痛不痒为准。

（2）把冻疮区域作为日常保健区域，多修复几次。

（3）尽量避免接触冷水、凉风，保持手部干燥，出门戴手套和围巾，注意冻疮处的保暖。

（4）修复期间不宜涂抹、贴敷其他药物，否则影响垃圾物质的排出。

■ 4.修复痤疮（疔疮）

痤疮是发生在毛囊、皮脂腺的一种慢性炎症性皮肤病，也是皮肤科最常见的病种之一。临床以白头粉刺、黑头粉刺、炎性丘疹、脓疱、结节、囊肿等为主要表现。

疔疮是一种发病迅速、危险性较大的急性化脓性疾病及部分特异性感染性疾病，是一种常见病，主要临床表现有皮肤红肿、疼痛。

找开关要领：

（1）开关位置：痤疮（疔疮）只有二级开关，开关区域在痤疮（疔疮）及其周围。

（2）找开关的方法：通过望诊、问诊找到二级开关。

举例：额头长痤疮（疔疮）

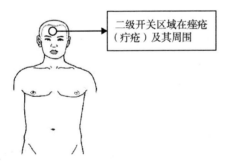

打开开关要领：

（1）用挑刺方法打开开关。

（2）先打开痤疮（疔疮）周围的开关，再逐渐打开痤疮（疔疮）中心的开关。

注意事项：

（1）打开开关时手法要轻柔，要有耐心。

（2）痤疮（疔疮）部位瘀积的垃圾物质比较多，越到中间局部越堵，打开开关时会有点痛，嘱咐患者稍微忍耐一下，必要时中途稍作休息再操作。随着垃圾物质的不断排出，操作部位的疼痛会逐渐减轻、消失。

建议：

（1）尽量不要用药物去涂抹，或者用手去挤。

（2）操作时间，以按压痤疮（疔疮）基本不痛或症状明显减轻为准。

■ 5. 修复视力模糊

视力是指分辨细小的或遥远的物体及细微部分的能力。视力低于1.0为视力减退，0.3以下为低视力，表现为视力模糊。造成视力模糊的原因多种多样，如炎症、屈光不正、斜视、弱视等。

找开关要领：

（1）开关位置：视力模糊一般只有二级开关，开关区域在眼眶周围、头颈结合部位、前顶。

（2）找开关的方法：通过探诊找到二级开关。

方案一：由本位因素引起的视力模糊

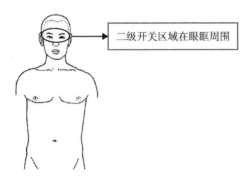

打开开关要领： 用挑刺方法打开开关。

方案二：由他位因素引起的视力模糊

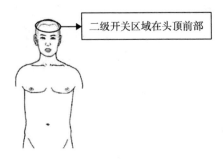

打开开关要领：

（1）用挑刺方法打开开关。

（2）先打开头顶前部的开关，再根据症状变化情况，酌情打开方案一中的开关。

方案三：由他位因素引起的视力模糊

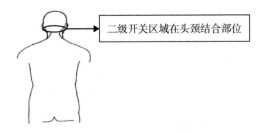

打开开关要领：

（1）用挑刺方法打开开关。

（2）先打开头颈结合部位的开关，再根据症状变化情况，酌情打开方案一中的开关。

注意事项：

（1）打开开关时手法要轻柔，要有耐心。

（2）二级开关区域大部分瘀堵都很严重，打开开关时会很痛，嘱咐患者稍微忍耐一下，必要时中途稍作休息再操作。随着垃圾物质的不断排出，操作部位的疼痛会逐渐减轻、消失。

建议：

（1）尽量不要使用眼药水。

（2）操作时间，以视物清晰为准。

（3）如有不适，请及时去医院就诊。

6. 修复磕碰伤

磕碰伤是指因意外造成的皮肤损伤。主要有皮肤红肿、破损、出水、出血、疼痛等症状。

找开关要领：

（1）开关位置：磕碰伤只有二级开关，开关区域在磕碰损伤部位及其周围。

（2）找开关的方法：通过望诊、问诊找到二级开关。

举例：膝盖磕碰伤

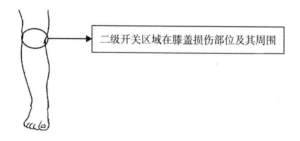

打开开关要领：

（1）打开开关前，先清理干净伤口。

（2）用挑刺方法打开开关。

（3）先打开膝盖损伤部位周围的开关，再逐渐打开损伤中心部位的开关。

注意事项：

（1）打开开关时手法要轻柔，要有耐心。

（2）损伤部位若有皮肤破损，打开开关时会有点痛，嘱咐患者稍微忍耐一下，必要时中途稍作休息再操作。随着垃圾物质的不断排出，损伤部位的疼痛、红肿、出水等现象会逐渐减轻、消失。

建议：

（1）操作时间，以损伤部位疼痛、红肿、出水等症状缓解为准。

（2）每天坚持修复一次。

（3）修复期间，尽量避免弯曲膝盖。

（4）修复期间不宜涂抹、贴敷其他药物，否则影响垃圾物质的排出。

■ 7. 修复骨盆移位

骨盆移位会影响脊椎的稳定性，给人体带来很大危害，可以导致很多疾病的发生。例如，由于骨盆移位压迫神经，可出现尾椎骨、髋关节、踝关节、腰椎间盘突出等疼痛。

找开关要领：

（1）开关位置：骨盆移位的一、二级开关都有。一级开关区域在第11胸椎以上的背部、腹部，二级开关区域在双腿后面。

（2）找开关的方法：通过触诊、动诊找到一级开关，通过探诊找到二级开关。

方案一：由他位因素引起的骨盆移位

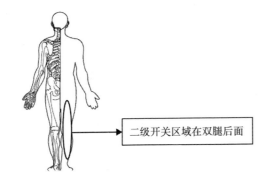

→ 二级开关区域在双腿后面

打开开关要领：用挑刺方法打开开关。

方案二：由他位因素引起的骨盆移位

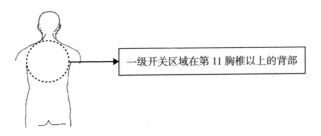

→ 一级开关区域在第11胸椎以上的背部

打开开关要领：

（1）用点刺方法打开开关。

（2）先打开背部开关，再根据症状变化情况，酌情打开方案一中的开关。

方案三：由他位因素引起的骨盆移位

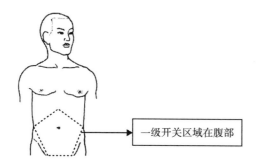

一级开关区域在腹部

打开开关要领：用点刺方法打开开关。

注意事项：

（1）打开开关时手法要轻柔，要有信心。

（2）一般情况下只需打开方案二、三中的开关。对于经常运动、锻炼或拉筋的受术者来说，先打开方案一中的开关，再打开方案二中的开关，有时根据具体情况方案一和方案二中的开关需要交替操作。

（3）二级开关区域大部分瘀堵都很严重，打开开关时会很痛，嘱咐受术者稍微忍耐一下，必要时中途稍作休息再操作。随着垃圾物质的不断排出，操作部位的疼痛会逐渐减轻、消失。

建议：

（1）操作时间，以症状明显缓解甚至消失为准。

（2）修复当天尽量多休息。

（3）最好做日常保健修复。

■ 8. 修复皮肤瘙痒

皮肤瘙痒常见的原因有过敏性皮炎、水痘、荨麻疹、湿疹等，主要表现为皮肤瘙痒、出疹子、红肿等症状。

找开关要领：

（1）开关位置：皮肤瘙痒通常一级开关和二级开关都有，也有少部分皮肤瘙痒患者只有二级开关。一级开关在第9胸椎以上的背部、胸前，二级开关在皮肤瘙痒的部位及其周围。

（2）找开关的方法：通过触诊、问诊找到一级开关，通过问诊、望诊找到二级开关。

举例：小腿内侧瘙痒

方案一：由本位因素引起的皮肤瘙痒

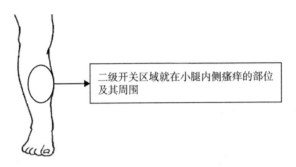

打开开关要领：用挑刺方法打开开关。

方案二：由他位因素引起的皮肤瘙痒

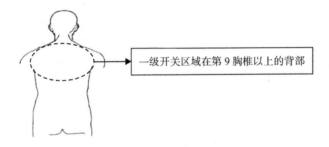

打开开关要领：

（1）用点刺方法打开开关。

（2）先打开背部的开关，再根据症状变化情况，酌情打开方案一中的开关。

方案三：由他位因素引起的皮肤瘙痒

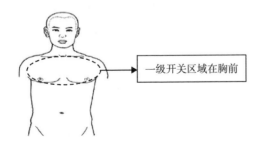

打开开关要领：

（1）用点刺方法打开开关。

（2）先打开胸前的开关，再根据症状变化情况，酌情打开方案一中的开关。

注意事项：

（1）打开胸前一级开关时，需捏起皮肤操作。

（2）打开开关时要细心，如果只是某一点痒，操作时一定要精确到位。

（3）皮肤瘙痒的开关打开时，一般不怎么痛，而且感觉比较舒服。随着垃圾物质的不断排出，皮肤瘙痒症状会逐渐减轻，皮肤变黑的地方也会逐渐恢复正常肤色。

建议：

（1）修复期间不宜涂抹、贴敷其他药物，否则影响垃圾物质的排出。

（2）操作时间，以皮肤瘙痒明显减轻或不痒为准。

（3）每天坚持修复一次。

9. 修复轻度烫伤（烧伤）

烫伤是由高温液体、高温固体或高温蒸气等所致的损伤，生活中很常见。主要症状有皮肤发红、灼热、疼痛，严重时会起水疱等。

烧伤是由热液、蒸气等引起的组织损伤，是热力烧伤的一种。临床表现主要有皮肤发红、水疱、疼痛等。烧伤常发生于皮肤、皮下组织、肌肉等体表部位。

找开关要领：

（1）开关位置：烫伤（烧伤）只有二级开关，开关区域在被烫伤（烧伤）部位及其周围。

（2）找开关的方法：通过问诊、望诊找到二级开关。

举例：手臂外侧被烫伤（烧伤）

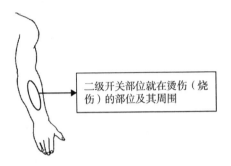

二级开关部位就在烫伤（烧伤）的部位及其周围

打开开关要领：

（1）用挑刺方法打开开关。

（2）先打开烫伤（烧伤）部位周围的开关，再逐渐打开烫伤（烧伤）中心部位的开关。

注意事项：

（1）打开烫伤（烧伤）部位的开关时手法一定要轻柔，速度放慢一些，要有耐心和细心。

（2）烫伤（烧伤）后，机体表层瘀积的垃圾物质比较多，打开开关时会比较痛，嘱咐患者稍微忍耐一下，必要时中途稍作休息再操作。随着垃圾物质的不断排出，操作部位的疼痛会逐渐减轻、消失。

建议：

（1）操作时间，以烫伤（烧伤）部位基本不痛为准。

（2）每天坚持修复一次。

（3）修复期间不宜涂抹、贴敷其他药物，否则影响垃圾物质的排出。

■ 10. 修复全身沉重（体能弱、精力不足）

全身沉重的原因多数是由于脾胃虚弱导致水谷运化障碍，出现黏重浊，沉重乏力。

找开关要领：

（1）开关位置：全身沉重（体能弱、精力不足）的一、二级开关都有。一级开关区域在第11胸椎以上的背部、胸前、腹部，二级开关区域在胸前、双腿后面。

（2）找开关的方法：通过触诊、动诊找到一级开关，通过探诊找到二级开关。

方案一：由他位因素引起的全身沉重（体能弱、精力不足）

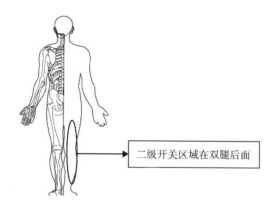
二级开关区域在双腿后面

打开开关要领：用挑刺方法打开开关。

方案二：由他位因素引起的全身沉重（体能弱、精力不足）

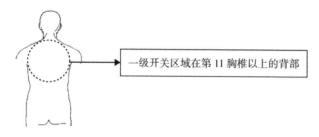
一级开关区域在第 11 胸椎以上的背部

打开开关要领：

（1）用点刺方法打开开关。

（2）先打开背部的开关，再根据症状变化情况，酌情打开方案一中的开关。

方案三：由他位因素引起的全身沉重（体能弱、精力不足）

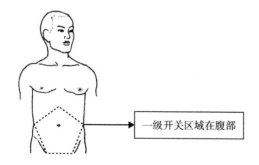
一级开关区域在腹部

打开开关要领：用点刺方法打开开关。

方案四：由他位因素引起的全身沉重（体能弱、精力不足）

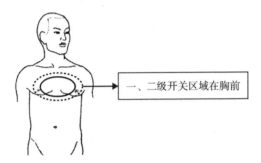

一、二级开关区域在胸前

打开开关要领：用点刺方法打开一级开关，用挑刺方法打开二级开关。

注意事项：

（1）打开开关时手法要轻柔，要有信心和耐心。

（2）打开胸前一级开关时，需捏起皮肤操作。

（3）对于经常运动、锻炼或拉筋的受术者来说，先打开方案一中的开关，再打开方案二中的开关，有时方案一和方案二中的开关需根据具体情况交替操作。

（4）四个方案有时需要同时使用。

（5）二级开关区域大部分瘀堵都很严重，打开开关时会很痛，嘱咐受术者稍微忍耐一下，必要时中途稍作休息再操作。随着垃圾物质的不断排出，操作部位的疼痛会逐渐减轻、消失。

建议：

（1）操作时间，以症状明显缓解甚至消失为准。

（2）修复期间不宜涂抹、贴敷其他药物，否则影响垃圾物质的排出。

（3）最好做日常保健修复。

■ 11. 修复辣椒刺激皮肤引起的痒痛

辣椒刺激皮肤引起的痒痛是因为切辣椒时，辣椒素沾在皮肤上，使微血管扩张，导致皮肤刺痒，主要表现为皮肤发红、发热、针刺样痛感。

找开关要领：

（1）开关位置：辣椒刺激皮肤引起的痛只有二级开关，开关区域在辣椒刺激皮肤导致疼痛的部位。

（2）找开关的方法：通过问诊、探诊找到二级开关。

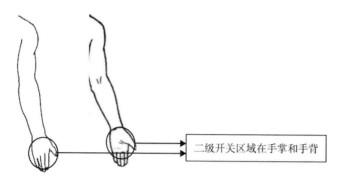

打开开关要领：

（1）用挑刺方法打开开关。

（2）找疼痛明显或不适的地方操作。

注意事项：

（1）打开开关时轻轻地点就行，要有耐心和细心。

（2）辣椒刺激皮肤引起的痒痛基本上双手都会有感觉且比较分散，每一个地方都要修复到位。

（3）手上皮肤敏感，打开开关时会很痛，嘱咐患者稍微忍耐一下，必要时中途稍作休息再操作。随着垃圾物质的不断排出，操作部位的疼痛会逐渐减轻、消失。

建议：

（1）操作时间，以手上辣痛基本消失为标准。

■ 12. 修复蚊虫叮咬

蚊虫通过其口器刺伤人体皮肤，其唾液或毒液侵入后出现皮肤瘙痒、红肿或是出现小的丘疹、风团、瘀斑、瘀点等。

找开关要领：

（1）开关位置：蚊虫叮咬只有二级开关，开关区域在被蚊虫叮咬的部位及其周围。

（2）找开关的方法：通过问诊、望诊找到二级开关。

举例：颈部被蚊虫叮咬

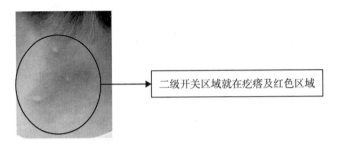

打开开关要领：

（1）用挑刺方法打开开关。

（2）先打开红色区域的开关，再慢慢打开疙瘩部位的开关。

注意事项：

（1）打开开关时，要有耐心和细心，手法要轻柔，给儿童操作时手法更要轻柔。

（2）以症状明显减轻为准，如有余痒，尽量找准痒点位置，再进行操作，准确度越高，效果越好。

（3）二级开关区域大部分瘀堵都很严重，打开开关时会很痛，嘱咐患者稍微忍耐一下，必要时中途稍作休息再操作。随着垃圾物质的不断排出，操作部位的疼痛会逐渐减轻、消失。

建议：

（1）修复期间不宜涂抹、贴敷其他药物，否则影响垃圾物质的排出。

（2）操作时间，以红色区域基本不瘙痒为准。有些蚊虫毒性很大，一次性难以排完，待瘙痒、红肿时，再继续操作，直至症状完全消失为止。

■ 13. 修复马蜂蜇伤

马蜂蜇伤后一般会出现疼痛、瘙痒、充血肿胀等中毒症状，轻者伤处中心部位有红斑、丘疹或风疹块，有烧灼感及刺痛感；重者伤处呈现潮红、肿胀，有水疱、局部剧痛或者发痒，伴随发热、头痛、恶心呕吐等症状。

四、人体普通智能修复举例

找开关要领：

（1）开关位置：马蜂蜇伤只有二级开关，开关区域在被马蜂蜇伤和症状反应的部位。

（2）找开关的方法：通过问诊、探诊找到二级开关。

举例：右手臂被马蜂蜇伤

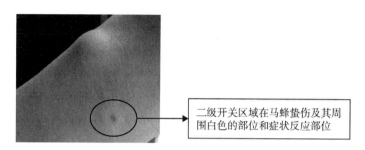

二级开关区域在马蜂蜇伤及其周围白色的部位和症状反应部位

打开开关要领：

（1）用挑刺方法打开开关。

（2）先打开马蜂蜇伤周围白色部位的开关，再打开蜇伤和症状反应部位的开关。

注意事项：

（1）先查看皮肤里是否有毒刺，并拔出。

（2）打开开关时要有耐心和细心，手法要轻柔。

（3）如有余痛，尽量找准痛点位置进行处理，准确度越高，效果越好。

（4）马蜂蜇伤后，症状会扩散，所以二级开关的范围比较大，都要逐一打开，直至症状完全消失为止。

建议：

（1）尽量不要用药物涂抹或使用其他偏方。

（2）操作时间，以症状全部消失为准。

（3）病情严重者，请及时去医院就诊。

■ 14. 修复术后损伤

术后损伤的主要表现有伤口红肿、疼痛、感染，久不愈合等。术后伤口修复目的：消炎、止痛、止血，减轻水肿，促进伤口快速愈合。

找开关要领：

（1）开关位置：术后伤口修复只有二级开关，开关区域在伤口及其周围。

（2）找开关的方法：通过问诊、望诊找到二级开关。

举例：伤口在左侧腹部

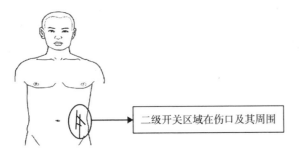

打开开关要领：

（1）用挑刺方法打开开关。

（2）先打开伤口周围的开关，再打开伤口部位的开关。

注意事项：

（1）打开开关时，要有耐心和细心，手法要轻柔。

（2）红肿越厉害处越堵，操作时会有点痛，嘱咐患者稍微忍耐一下，随着垃圾物质的不断排出，伤口部位的疼痛会逐渐减轻。

建议：

（1）一天最好修复两次，两次修复的部位均不同，轮流修复。

（2）操作时间不宜过长，每个部位2分钟左右。

（3）修复期间不宜涂抹、贴敷其他药物，否则影响垃圾物质的排出。

■ 15. 修复飞蚊症、眼睛疲劳、眼睛干涩、迎风流泪等

飞蚊症是指眼前有飘动的小黑影，尤其是看到白色明亮背景时症状更明显，可伴有闪光感。主要表现为视野中出现斑点状或条索状阴影，犹如飞蚊可随眼球转动而飘动。

眼睛干涩为角膜干燥症，主要表现为眼部干涩感、异物感、灼烧感、畏光，视物模糊，视疲劳等。

找开关要领：

（1）开关位置：根据实践观察，飞蚊症、眼睛疲劳、眼睛干涩、迎风流泪等眼疾，基本上是由眼部周围表皮瘀堵引起的，飞蚊症与眼角瘀堵关系更加密切。以二级开关为主，开关区域在眼眶周围、颧骨下方、头颈结合部位；有少部分眼疾还有一级开关，开关区域在第9胸椎以上的背部、胸前。

（2）找开关的方法：通过触诊、探诊找到一级开关；通过问诊、探诊找到二级开关。

方案一：由本位因素引起的飞蚊症、眼睛疲劳、眼睛干涩、迎风流泪等

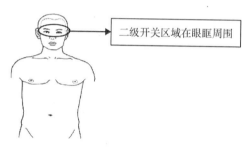

打开开关要领： 用挑刺方法打开开关。

方案二：由他位因素引起的飞蚊症、眼睛疲劳、眼睛干涩、迎风流泪等

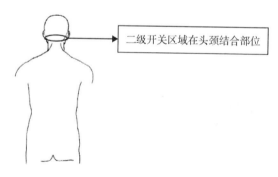

打开开关要领：

（1）用挑刺方法打开开关。

（2）先打开头颈结合部位的开关，再根据症状变化情况，酌情打开方案一中的开关。

方案三：由他位因素引起的飞蚊症、眼睛疲劳、眼睛干涩、迎风流泪等

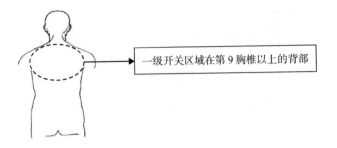

一级开关区域在第9胸椎以上的背部

打开开关要领：

（1）用点刺方法打开开关。

（2）先打开背部的开关，再根据症状变化情况，酌情打开方案一中的开关。

方案四：由他位因素引起的飞蚊症、眼睛疲劳、眼睛干涩、迎风流泪等

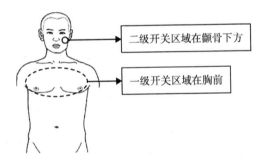

二级开关区域在颧骨下方

一级开关区域在胸前

打开开关要领：

（1）用点刺方法打开一级开关，用挑刺方法打开二级开关。

（2）先打开胸前的开关，再打开颧骨下方的开关。

注意事项：

（1）眼睛周围表皮薄，患者会有感觉，易紧张，打开开关时要非常小心，手法一定要轻柔。

（2）打开胸前一级开关时，需捏起皮肤操作。

（3）二级开关区域大部分瘀堵都很严重，打开开关时会很痛，嘱咐患者稍微忍耐一下，必要时中途稍作休息再操作。随着垃圾物质的不断排出，操作部位的疼痛会逐渐减轻、消失。

建议：

（1）修复期间不宜使用眼药水。

（2）操作时间，以症状减轻甚至消失为准。

（3）哭泣后，要用水清洗干净眼眶周围的泪痕。

（4）避免久视，需长时间用眼时，要多眨眼睛。

■ 16.修复键盘手

键盘手是一种现代病，常见于长期使用电脑键盘、鼠标或频繁使用手机的人。

找开关要领：

（1）开关位置：键盘手一般只有二级开关。

（2）找开关的方法：通过探诊、动诊、触诊找到二级开关。

方案一：电脑键盘手的二级开关区域：在肘关节到小手臂中部的区域，靠近桡骨，也就是靠近大拇指一侧；在腕关节部位。

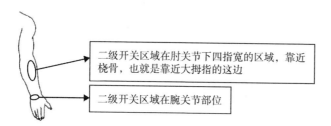

打开开关要领：

（1）用挑刺方法打开开关。

（2）先打开肘关节到小手臂中部的开关，再根据手指的症状变化情况，酌情打开腕关节的开关。

方案二：手机键盘手的二级开关区域：在肘横纹下五指宽的区域，靠近桡骨，也就是靠近大拇指一侧；在腕横纹上三指宽的区域。

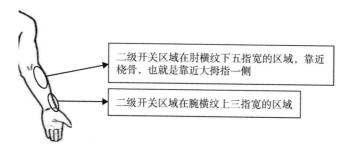

打开开关要领：

（1）用挑刺方法打开开关。

（2）先打开肘横纹下五指宽处的开关，再根据手指的症状变化情况，酌情打开腕关节上三指宽处的开关。

注意事项：

（1）打开开关时手法要轻柔，要有耐心。

（2）二级开关区域大部分瘀堵都很严重，打开开关时会很痛，嘱咐患者稍微忍耐一下，必要时中途稍作休息再操作。随着垃圾物质的不断排出，操作部位的疼痛会逐渐减轻、消失。

建议：

（1）操作时间，以症状明显缓解为标准，可做日常保健。

（2）修复期间不宜涂抹、贴敷其他药物，否则影响垃圾物质的排出。

（3）每工作1～2小时，停下来活动手腕2分钟，有助于放松手部肌肉，恢复血液循环，并消除手腕的弯曲姿势，缓解疲劳。

■ 17. 修复儿童换牙时牙痛

乳牙脱落，恒牙萌出是每个人都要经历的，但在换牙的过程中通常会伴随有牙痛，小孩子也因此经常被痛得嗷嗷大哭。

找开关要领：

（1）开关位置：乳牙脱落一般只有二级开关，开关区域在牙痛对应的面颊部位。

（2）找开关的方法：通过探诊、问诊找到二级开关。

举例：下牙最后一颗牙痛

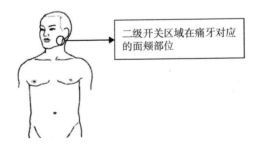

打开开关要领：

（1）用挑刺方法打开开关。

（2）小孩子恐惧针，可以事先在自己手上演示一下，让小孩子消除恐惧和紧张，然后再去打开开关。

（3）打开开关时手法要轻柔，要有耐心。

注意事项：

（1）打开开关时手法一定要轻柔，要耐心与细心。

（2）随时询问孩子是否还牙痛，症状消失后，马上停止。

建议：

（1）不要随便给孩子吃抗生素。

（2）操作时间，以症状明显缓解为标准。

（3）如有不适，请及时去医院就诊。

■ 18. 修复上肢重、上手臂肌肉松弛

上手臂肌肉松弛是由蛋白质缺乏引起的，如果人体内蛋白质含量不足的话就会造成皮肤松弛没弹性，而人体自然衰老、减肥、营养不均、缺乏锻炼等原因造成的皮下脂肪流失、肌肉松弛也会令皮肤失去支持而松弛下垂。

找开关要领：

（1）开关位置：上肢重、上手臂肌肉松弛的一、二级开关都有。一级开关在第8胸椎以上的背部，二级开关在上手臂外侧、乳房下方。

（2）找开关的方法：通过触诊、动诊找到一级开关，通过探诊找到二级开关。

方案一：由本位因素引起的上肢重、上手臂肌肉松弛

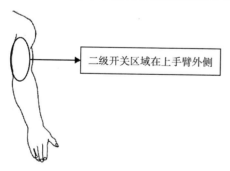

打开开关要领：用挑刺方法打开开关。

方案二：由他位因素引起的上肢重、上手臂肌肉松弛

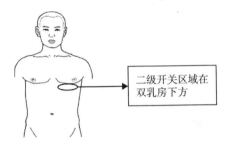

二级开关区域在双乳房下方

打开开关要领：

（1）用挑刺方法打开开关。

（2）先打开乳房下方的开关，再根据症状变化情况，酌情打开方案一中的开关。

方案三：由他位因素引起的上肢重、上手臂肌肉松弛

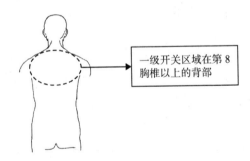

一级开关区域在第8胸椎以上的背部

打开开关要领：

（1）用点刺方法打开开关。

（2）先打开背部的开关，再根据症状变化情况，酌情打开方案一中的开关。

注意事项：

（1）打开开关时手法要轻柔，要有耐心。

（2）二级开关区域大部分瘀堵都很严重，打开开关时会很痛，嘱咐患者稍微忍耐一下，必要时中途稍作休息再操作。随着垃圾物质的不断排出，操作部位的疼痛会逐渐减轻、消失。

建议：

（1）操作时间，以症状明显缓解甚至消失为准。

■ 19. 修复乳房胀痛、乳腺增生

乳房胀痛是乳腺疾病常见的临床表现之一,可由生理性及病理性因素导致。

找开关要领:

(1)开关位置:乳房胀痛、乳腺增生的一、二级开关都有。一级开关区域在第9胸椎以上的背部、胸前,二级开关区域在乳房及其周围、胸前、小腹二分之一处至耻骨上沿之间。

(2)找开关的方法:通过触诊、动诊找到一级开关,通过探诊、问诊找到二级开关。

方案一:由本位因素引起的乳房胀痛、乳腺增生

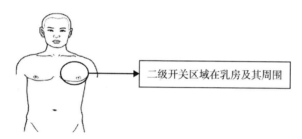

打开开关要领: 用挑刺方法打开开关。

方案二:由他位因素引起的乳房胀痛、乳腺增生

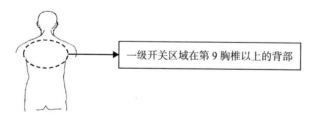

打开开关要领:

(1)用点刺方法打开开关。

(2)先打开背部的开关,再根据症状变化情况,酌情打开方案一中的开关。

方案三：由他位因素引起的乳房胀痛、乳腺增生

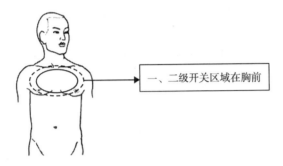

打开开关要领：

（1）用点刺方法打开一级开关，用挑刺方法打开二级开关。

（2）先打开胸前的一级开关，再根据症状变化情况，酌情打开胸前的二级开关。

方案四：由他位因素引起的乳房胀痛、乳腺增生

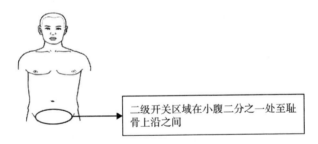

打开开关要领：

（1）用挑刺方法打开开关。

（2）先打开小腹的开关，再根据症状变化情况，酌情打开方案一中的开关。

注意事项：

（1）打开开关时手法要轻柔，要有耐心。

（2）打开胸部一级开关时，需捏起皮肤操作。

（3）乳房胀痛部位瘀积的垃圾物质比较多，打开开关时会有点痛，嘱咐患者稍微忍耐一下，必要时中途稍作休息再操作。随着垃圾物质的不断排出，乳房胀痛会逐渐减轻、消失。

建议：

（1）操作时间，以症状明显缓解为标准。

（2）如有不适，请及时去医院就诊。

（3）胸罩不要太紧，保持良好心态。

（4）可做日常保健修复。

■ 20.修复食物中毒

食物中毒是指摄入了"有毒"的食物，主要表现为腹痛、上吐下泻等。

找开关要领：

（1）开关位置：食物中毒一般只有二级开关。二级开关在腹部疼痛部位及其对应的背部、胸前、小腿肚凹陷部位（相当于筑宾穴及其周围）。

（2）找开关的方法：通过问诊、探诊找到二级开关。

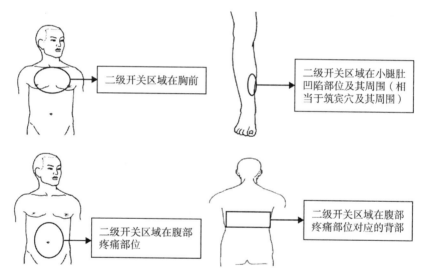

打开开关要领：

（1）用挑刺方法打开开关。

（2）按图示顺序依次打开。

注意事项：

（1）打开开关时手法要轻柔，要有耐心。

（2）二级开关区域大部分瘀堵都很严重，打开开关时会很痛，嘱咐患者稍微忍耐一下，必要时中途稍作休息再操作。随着垃圾物质的不断排出，操作部

位的疼痛会逐渐减轻、消失。

建议：

（1）操作时间，以症状明显缓解为标准。

（2）如腹泻严重，为防止脱水，可以喝点糖盐水。

（3）前一两天吃清淡、易消化的食物。

（4）病情严重者，请及时去医院就诊。

■ 21. 修复季节过敏性鼻炎

季节过敏性鼻炎，每到花粉播散季节便开始发病，每年发病时间基本一致。鼻痒、打喷嚏、流清水样鼻涕和鼻塞，是季节过敏性鼻炎的典型症状。

找开关要领：

（1）开关位置：季节过敏性鼻炎的一、二级开关都有。一级开关区域在第8胸椎以上的背部，二级开关区域在软腭、鼻腔内壁和鼻梁两侧。

（2）找开关的方法：通过触诊、探诊、动诊找到一级开关，通过探诊、问诊找到二级开关。

方案一：由本位因素引起的季节性鼻炎

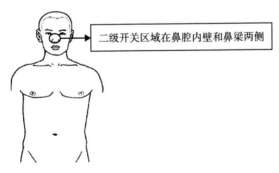

二级开关区域在鼻腔内壁和鼻梁两侧

打开开关要领： 用挑刺方法打开开关。

方案二：由他位因素引起的季节性鼻炎

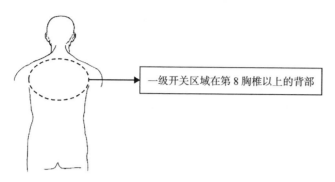

一级开关区域在第 8 胸椎以上的背部

打开开关要领：

（1）用点刺方法打开开关。

（2）先打开背部的开关，再根据症状变化情况，酌情打开方案一中的开关。

方案三：由他位因素引起的季节性鼻炎

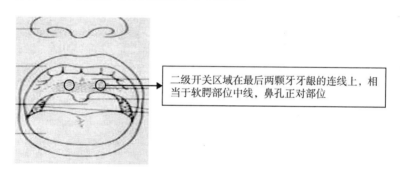

二级开关区域在最后两颗牙牙龈的连线上，相当于软腭部位中线，鼻孔正对部位

打开开关要领：

（1）用挑刺方法打开开关。

（2）先打开软腭部位的开关，再根据症状变化情况，酌情打开方案一中的开关。

注意事项：

（1）软腭处和鼻腔内壁不太好操作。为了安全起见，应事先把针插进棉签里，针尖露出 0.5 cm 左右，针尾用胶带固定在棉签上，轻点几下即可。

（2）软腭处和鼻腔内壁的肌肉很薄、很敏感，应嘱咐患者一定要放松，绝对信任术者，也可由受术者自行操作。

（3）打开开关时准确度要高，手法要轻柔，不可深刺，要有耐心。

（4）二级开关区域大部分瘀堵都很严重，打开开关时会很痛，嘱咐患者稍微忍耐一下，必要时中途稍作休息再操作。随着垃圾物质的不断排出，操作部位的疼痛会逐渐减轻、消失。

建议：

（1）操作时间，以症状明显减轻、消失为准。

（2）随身携带口罩，以备不时之需。

■ 22.修复季节过敏性哮喘

季节过敏性哮喘不同于普通哮喘，它是免疫系统发生变态反应导致气道突然变狭窄，从而引发的。季节过敏性哮喘发作时，常伴发咳嗽和打喷嚏等症状。

找开关要领：

（1）开关区域：季节过敏性哮喘的一、二级开关都有。一级开关区域在胸前、第9胸椎以上的背部、无名指指甲下方外侧（相当关冲穴的位置），二级开关区域在胸前、小腹二分之一处至耻骨上沿之间。

（2）找开关的方法：通过触诊、动诊、探诊找到一级开关，通过探诊、问诊找到二级开关。

方案一：由本位因素引起的季节过敏性哮喘

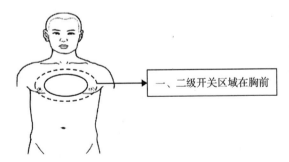

一、二级开关区域在胸前

打开开关要领： 用点刺方法打开一级开关，用挑刺方法打开二级开关。

方案二：由他位因素引起的季节过敏性哮喘

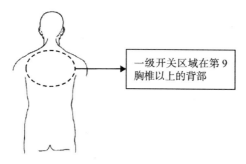

一级开关区域在第9胸椎以上的背部

打开开关要领：

（1）用点刺方法打开开关。

（2）先打开背部的开关，再根据症状变化情况，酌情打开方案一中的开关。

方案三：由他位因素引起的季节过敏性哮喘

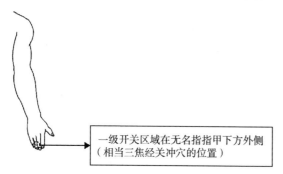

一级开关区域在无名指指甲下方外侧（相当三焦经关冲穴的位置）

打开开关要领：

（1）用点刺方法打开开关。

（2）先打开手指上的开关，再根据症状变化情况，酌情打开方案一中的开关。

方案四：由他位因素引起的季节过敏性哮喘

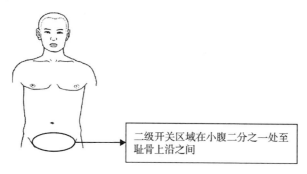

二级开关区域在小腹二分之一处至耻骨上沿之间

打开开关要领：

（1）用挑刺方法打开开关。

（2）先打开小腹部的开关，再根据症状变化情况，酌情打开方案一中的开关。

注意事项：

（1）打开开关时准确度要高，手法要轻柔，不可重刺，要有耐心。

（2）打开胸前一级开关时，需捏起皮肤操作。

（3）二级开关区域大部分瘀堵都很严重，打开开关时会很痛，嘱咐患者稍微忍耐一下，必要时中途稍作休息再操作。随着垃圾物质的不断排出，操作部位的疼痛会逐渐减轻、消失。

建议：

（1）先选用方案四操作。

（2）操作时间，以症状明显减轻或消失为准。

（3）如有不适，请及时去医院就诊。

■ 23. 修复酒精中毒

酒精中毒在临床上又称醉酒，因饮酒过量导致，主要表现为剧烈呕吐、嗜睡、昏迷等。

找开关要领：

（1）开关位置：酒精中毒一般都有二级开关。不同类型的酒，对应的开关区域也有一定差异，比如解啤酒的开关区域在天突穴到膻中穴之间、胃及其对应的背部、头部，解白酒的开关区域在小腿肚内侧凹陷部位（相当于筑宾穴及其周围）、咽喉部、胃及其对应的背部、头部；红酒的开关区域在咽喉部、头部、胃部。

（2）找开关的方法：通过问诊、探诊找到二级开关。

方案一：由啤酒引起的酒精中毒

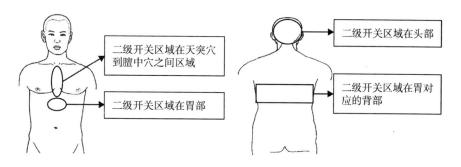

打开开关要领：

（1）用挑刺方法打开开关。

（2）先打开天突穴到膻中穴之间的开关，再打开头部的开关，最后根据症状缓解情况，酌情打胃及其对应的背部的开关。

方案二：由白酒引起的酒精中毒

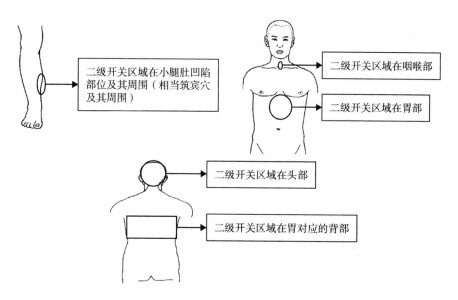

打开开关要领：

（1）用挑刺方法打开开关。

（2）先打开小腿肚凹陷部位的开关，再打开胃部的开关，然后打开胃对应的背部的开关，最后打开头部的开关。

（3）如果咽喉有不适，最后打开咽喉部的开关。

方案三：由红酒引起的酒精中毒

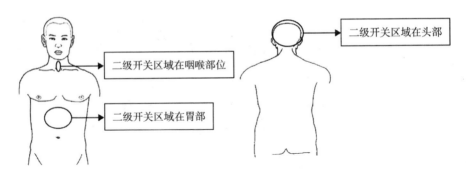

打开开关要领：

（1）用挑刺方法打开开关。

（2）先打开咽喉部位和头部的开关，再酌情打开胃部的开关。

注意事项：

（1）酒精中毒的人一般头脑都不太清醒，无法正常配合，根据上面的顺序依次打开开关即可。

（2）打开开关时，手法可以稍微重一点。

建议：

（1）最好让患者呈卧位。

（2）严重酒精中毒者，应及时去医院就诊。

■ 24.修复头痛、头晕、头蒙、头中热、头空、头闷等头部问题

头痛是临床常见的疼痛症状，从中医学看，可分为外感头痛、肝阳头痛、肾虚头痛、血虚头痛、瘀血头痛、痰浊头痛等。

头晕是一种常见的脑部功能性障碍，也是临床常见的症状之一，表现为头昏、头胀、头重脚轻、脑内摇晃、眼花等。

找开关要领：

（1）开关区域：头痛、头晕、头蒙、头中热、头空、头闷等头部疾病的一、二级开关都有，但开关分布的区域比较复杂。由情绪引起的头痛开关区域在天突穴到膻中穴之间、颧骨下方；由外感引起的头痛开关区域在第 8 胸椎以

上的背部、眉头、风池穴、太阳穴;由劳损引起的头痛开关区域在第 8 胸椎以上的背部;因头部受伤引起的头疾,开关区域在头部受伤部位。

(2)找开关的方法:通过触诊、问诊、探诊找到一级开关,通过探诊、问诊找到二级开关。

方案一:由本位因素引起的头部问题

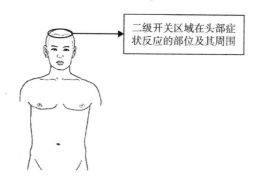

打开开关要领:用挑刺方法打开开关。

方案二:由劳损引起的头部问题

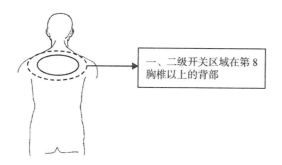

打开开关要领:

(1)用点刺方法打开一级开关,用挑刺方法打开二级开关。

(2)先打开背部的开关,再根据症状变化情况,酌情打开方案一中的开关。

(3)打开头部开关时,先从头颈结合部位开始操作。

方案三：由情绪引起的头部问题

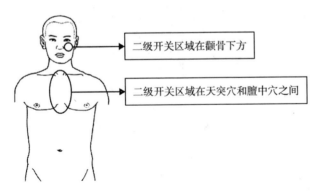

打开开关要领：

（1）用挑刺方法打开开关。

（2）先打开天突穴到膻中穴之间的开关，再打开颧骨下方的开关，然后根据症状变化情况，酌情打开方案一中的开关。

方案四：由外感引起的头部问题

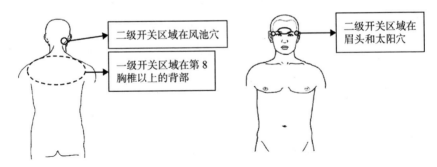

打开开关要领：

（1）用点刺方法打开一级开关，用挑刺方法打开二级开关。

（2）先打开背部的开关，再根据症状变化情况，酌情打开风池、眉头、太阳穴或方案一中的开关。

注意事项：

（1）打开开关时手法要轻柔，要有耐心。

（2）二级开关区域大部分瘀堵都很严重，打开开关时会很痛，嘱咐患者稍微忍耐一下，必要时中途稍作休息再操作。随着垃圾物质的不断排出，操作部位的疼痛会逐渐减轻、消失。

建议：

（1）操作时间，以症状明显缓解，甚至消失为准。

（2）如有不适，请及时去医院就诊。

■ 25. 修复痛经

痛经是最常见的妇科症状之一，是指经期前后或月经期间出现的下腹痉挛性疼痛、坠胀，伴腰酸或其他全身不适。

找开关要领：

（1）开关位置：痛经的一、二级开关都有。一级开关区域在第 11 胸椎以上的背部、胸前，二级开关区域在胸前、第 11 胸椎之间的背部、小腹二分之一处与耻骨上沿之间。

（2）找开关的方法：通过动诊、探诊找到一级开关。如让颈椎前倾、后仰、左右牵拉，角度尽量到极致，感受一下痛经是否有所缓解，如果有缓解，一级开关区域就在第 11 胸椎以上的背部、胸前。通过触诊、探诊找到二级开关。托住小腹下面往上提，如果有所缓解，二级开关区域就在小腹下二分之一处与耻骨上沿之间。

目前，作者发现痛经最常见的原因都可属于以上情况，但因流产导致的痛经除外，不在本书讨论之列。

方案一：由本位因素引起的痛经

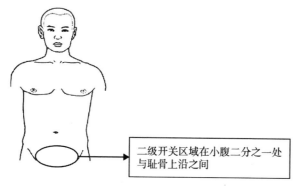

二级开关区域在小腹二分之一处与耻骨上沿之间

打开开关要领： 用挑刺方法打开开关。

方案二：由他位因素引起的痛经

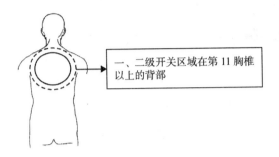

一、二级开关区域在第 11 胸椎以上的背部

打开开关要领：

（1）用点刺方法打开一级开关，用挑刺方法打开二级开关。

（2）先打开背部的开关，再根据症状变化情况，酌情打开方案一中的开关。

方案三：由他位因素引起的痛经

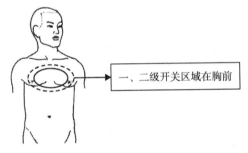

一、二级开关区域在胸前

打开开关要领：

（1）用点刺方法打开一级开关，用挑刺方法打开二级开关。

（2）先打开胸前的开关，再根据症状变化情况，酌情打开方案一中的开关。

注意事项：

（1）打开胸前一级开关时，需捏起皮肤操作。

（2）痛经时耻骨上沿的皮肤更敏感，打开开关时比一般的地方会更痛，所以手法一定要轻柔。必要时中途稍作休息再操作，随着垃圾物质的不断排出，操作部位的疼痛会逐渐减轻、消失。

建议：

（1）防寒保暖，月经期间及月经前后三天不宜吃水果等寒凉食物。

（2）穿宽松衣服，注意休息。

（3）如有不适，请及时去医院就诊

■ 26. 修复腿无力（腿部衰老）

俗话说，人老腿先衰。在年龄增长的过程中身体会出现一些衰老的变化，部分人在衰老的过程中会明显感觉到腿部有异常的变化。

找开关要领：

（1）开关位置：腿无力（腿部衰老）的一、二级开关都有。一级开关区域在第 11 胸椎以上的背部、胸前、腹部，二级开关区域在第 11 胸椎以上的背部、胸前、双腿后面。

（2）找开关的方法：通过触诊、动诊找到一级开关，通过探诊找到二级开关。

方案一：由他位因素引起的腿无力（腿部衰老）

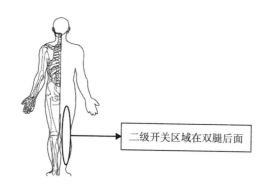

打开开关要领：用挑刺方法打开开关。

方案二：由他位因素引起的腿无力（腿部衰老）

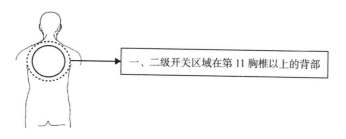

打开开关要领：

（1）用点刺方法打开一级开关，用挑刺方法打开二级开关。

（2）先打开背部的开关，再根据症状变化情况，酌情打开方案一中的开关。

方案三：由他位因素引起的腿无力（腿部衰老）

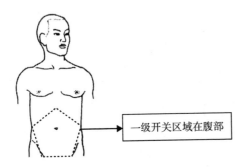

一级开关区域在腹部

打开开关要领：

（1）用点刺方法打开开关。

（2）先打开腹部的开关，再根据症状变化情况，酌情打开方案一中的开关。

方案四：由他位因素引起的腿无力（腿部衰老）

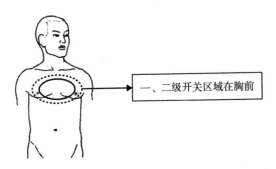

一、二级开关区域在胸前

打开开关要领：

（1）用点刺方法打开一级开关，用挑刺方法打开二级开关。

（2）先打开胸前的开关，再根据症状变化情况，酌情打开方案一中的开关。

注意事项：

（1）打开开关时手法要轻柔，要有信心和耐心。

（2）对于经常运动、锻炼或拉筋的受术者来说，先打开方案一中的开关，再打开方案二中的开关，方案一和方案二中的开关有时需要根据具体情况交替操作。

（3）四个方案有时会同时用到。

（4）打开胸前一级开关时，需捏起皮肤操作。

（5）二级开关区域大部分瘀堵很严重，打开开关时会很痛，嘱咐受术者稍微忍耐一下，必要时中途稍作休息再操作。随着垃圾物质的不断排出，操作部位的疼痛会逐渐减轻、消失。

建议：

（1）操作时间，以症状明显缓解甚至消失为准。

（2）做好腿部日常保健修复。

■ 27. 修复背痛

背痛是一种很常见的症状。一般来说，是由于外伤、受凉、劳损引起脊柱及脊柱旁的软组织受损，导致退行性病变，还有久坐或坐姿不良也会出现背痛的症状。

找开关要领：

（1）开关位置：背痛的一、二级开关都有。一级开关区域在第10胸椎以上的背部、胸前；二级开关区域在背部疼痛部位、上腹部、腋下中部。

（2）找开关的方法：通过触诊、动诊找到一级开关，通过探诊、问诊找到二级开关。

举例：背中部疼痛

方案一：由本位因素引起的背痛

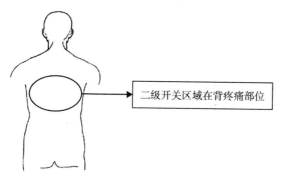

打开开关要领：用挑刺方法打开开关。

方案二：由他位因素引起的背痛

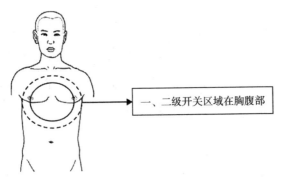

打开开关要领：

（1）用点刺方法打开一级开关，用挑刺方法打开二级开关。

（2）先打开胸腹部的开关，再根据病症变化情况，酌情打开方案一中的开关。

方案三：由他位因素引起的背痛

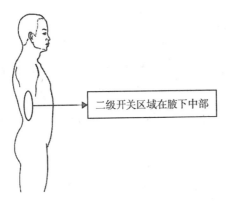

打开开关要领：

（1）用挑刺方法打开开关。

（2）先打开腋下中部的开关，再根据症状变化情况，酌情打开方案一中的开关。

方案四：由他位因素引起的背痛

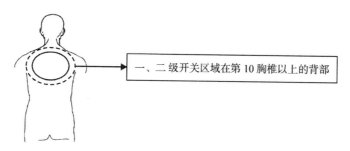

一、二级开关区域在第 10 胸椎以上的背部

打开开关要领：

（1）用点刺方法打开开关。

（2）先打开背部的开关，再根据症状变化情况，酌情打开方案一中的开关。

注意事项：

（1）打开开关时手法要轻柔，要有耐心。

（2）打开胸前一级开关时，需捏起皮肤操作。

（3）二级开关区域大部分瘀堵都很严重，打开开关时会很痛，嘱咐患者稍微忍耐一下，必要时中途稍作休息再操作。随着垃圾物质的不断排出，操作部位的疼痛会逐渐减轻、消失。

建议：

（1）操作时间，以背痛明显缓解甚至消失为准。

（2）保持正确的坐姿。

（3）避免餐后推腹。

（4）修复期间不宜涂抹、贴敷其他药物，否则影响垃圾物质的排出。

28. 修复牙痛

牙痛是一种常见症状。其表现为牙龈红肿、遇冷热刺激痛、面颊肿胀等。

找开关要领：

（1）开关区域：牙痛的一、二级开关都有，以二级开关为主。二级开关区域在痛牙所对应的面颊部位，一级开关区域在第 9 胸椎以上的背部、胸前。

（2）找开关的方法：通过触诊、探诊找到一级开关，通过探诊、问诊找到二级开关。

方案一：由本位因素引起的牙痛

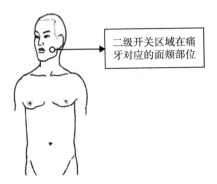

二级开关区域在痛牙对应的面颊部位

打开开关要领：用挑刺方法打开开关。

方案二：由他位因素引起的牙痛

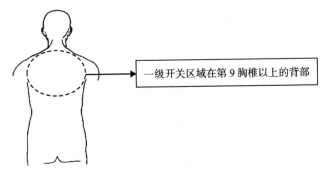

一级开关区域在第9胸椎以上的背部

打开开关要领：

（1）用点刺方法打开开关。

（2）先打开背部的开关，再根据症状变化情况，酌情打开方案一中的开关。

方案三：由他位因素引起的牙痛

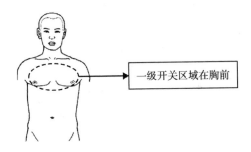

一级开关区域在胸前

打开开关要领：

（1）用点刺方法打开开关。

（2）先打开胸前的开关，再根据症状变化情况，酌情打开方案一中的开关。

注意事项：

（1）打开胸前一级开关时，需捏起皮肤操作。

（2）面部肌肉比较敏感，打开开关时会有点痛，所以手法一定要轻柔。

建议：

（1）操作时间，以牙痛明显减轻或者症状消失为准。

（2）不要吃很烫的食物或冷饮等，少喝红茶。

（3）平日晚上最好用盐水刷牙。

29. 修复中风后遗症

中风后遗症，又称脑卒中后遗症、脑血管病后遗症，根据脑损伤部位不同，症状各有差异，常见半身不遂、口眼歪斜、言语障碍等。

找开关要领：

（1）开关区域：中风后遗症的一、二级开关都有。一级开关区域在第9胸椎以上的背部、胸前、腹部，二级开关区域在胸前、头颈结合部位、面部和肢体异常部位。

（2）找开关的方法：通过触诊、探诊找到一级开关，通过探诊找到二级开关。

举例：脸麻

方案一：由本位因素引起的脸麻

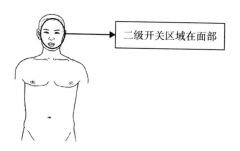

打开开关要领：用挑刺方法打开开关。

方案二：由他位因素引起的中风后遗症

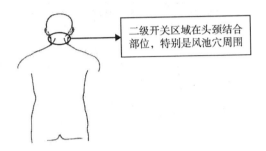

二级开关区域在头颈结合部位，特别是风池穴周围

打开开关要领：

（1）用挑刺方法打开开关。

（2）先打开头颈结合部位的开关，再根据症状变化情况，酌情打开方案一中的开关。

方案三：由他位因素引起的中风后遗症

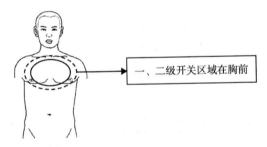

一、二级开关区域在胸前

打开开关要领：

（1）用点刺方法打开一级开关，用挑刺方法打开二级开关。

（2）先打开胸前的开关，再根据症状变化情况，酌情打开方案一中的开关。

方案四：由他位因素引起的中风后遗症

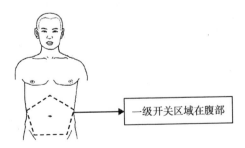

一级开关区域在腹部

打开开关要领：

（1）用点刺方法打开开关。

（2）先打开腹部的开关，再根据症状变化情况，酌情打开方案一中的开关。

方案五：由他位因素引起的中风后遗症

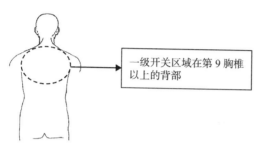

一级开关区域在第9胸椎以上的背部

打开开关要领：

（1）用点刺方法打开开关。

（2）先打开背部的开关，再根据症状变化情况，酌情打开方案一中的开关。

注意事项：

（1）打开开关时手法要轻柔，要有耐心。

（2）打开胸前一级开关时，需捏起皮肤操作。

（3）二级开关区域大部分瘀堵都很严重，打开开关时会很痛，嘱咐患者稍微忍耐一下，必要时中途稍作休息再操作。随着垃圾物质的不断排出，操作部位的疼痛会逐渐减轻、消失。

建议：

（1）操作时间，以症状明显缓解甚至消失为准。

■ 30.修复腹痛、肚子痛

腹痛、肚子痛是临床常见症状之一。指以胃脘以下、耻骨毛际以上部位发生疼痛为症状的病症。

找开关要领：

（1）开关位置：腹痛、肚子痛的一、二级开关都有。一级开关区域在第11胸椎以上的背部、胸前，二级开关区域在背部第8-11胸椎之间的背部、胸前、腹痛部位、小腹下二分之一处与耻骨上沿之间、腋下中部。

（2）找开关的方法：通过触诊、动诊、探诊找到一级开关，通过探诊、问诊找到二级开关。

举例：肚脐上方痛

方案一：由本位因素引起的腹痛、肚子痛

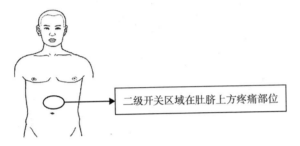

打开开关要领：用挑刺方法打开开关。

方案二：由他位因素引起的腹痛、肚子痛

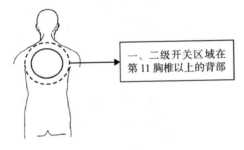

打开开关要领：

（1）用点刺方法打开一级开关，用挑刺方法打开二级开关。

（2）先打开背部的开关，再根据症状变化情况，酌情打开方案一中的开关。

方案三：由他位因素引起的腹痛、肚子痛

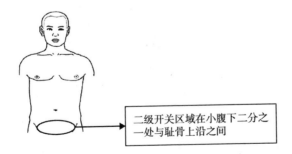

打开开关要领：

（1）用挑刺方法打开开关。

（2）先打开小腹部的开关，再根据症状变化情况，酌情打开方案一中的开关。

方案四：由他位因素引起的腹痛、肚子痛

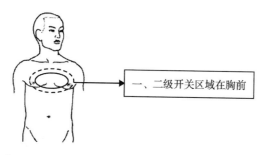

打开开关要领：

（1）用点刺方法打开一级开关，用挑刺方法打开二级开关。

（2）先打开胸前的开关，再根据症状变化情况，酌情打开方案一中的开关。

方案五：由他位因素引起的背痛、肚子痛

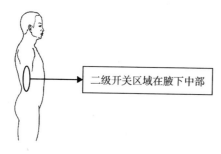

打开开关要领：

（1）用挑刺方法打开开关。

（2）先打开腋下中部的开关，再根据症状变化情况，酌情打开方案一中的开关。

注意事项：

（1）打开开关时手法要轻柔，要有耐心。

（2）打开胸前一级开关时，需捏起皮肤操作。

（3）二级开关区域大部分瘀堵都很严重，打开开关时会很痛，嘱咐患者稍微忍耐一下，必要时中途稍作休息再操作。随着垃圾物质的不断排出，操作部位的疼痛会逐渐减轻、消失。

建议：

（1）操作时间，以症状明显缓解甚至消失为准。

（2）如有不适，请及时去医院就诊。

■ 31. 修复腰痛

腰痛像腹痛一样，是一种常见症状。腰痛的原因很复杂，可能是很多疾病的一种表现。

找开关要领：

（1）开关位置：腰痛的一、二级开关都有。一级开关区域在第11胸椎以上的背部、胸前、腹部；二级开关区域在第11胸椎以上的背部、小腿内侧、腰痛部位、腋下中部、小腹二分之一处与趾骨上沿之间。

（2）找开关的方法：通过触诊、动诊找到一级开关，通过探诊、问诊找到二级开关。

举例：右侧腰痛

方案一：由本位因素引起的腰痛

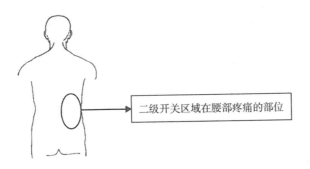

打开开关要领：用挑刺方法打开开关。

方案二：由他位因素引起的腰痛

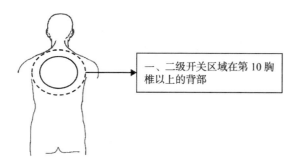

一、二级开关区域在第10胸椎以上的背部

打开开关要领：

（1）用点刺方法打开一级开关，用挑刺方法打开二级开关。

（2）先打开背部的开关，再根据症状变化情况，酌情打开方案一中的开关。

方案三：由他位因素引起的腰痛

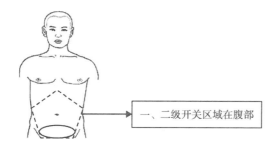

一、二级开关区域在腹部

打开开关要领：

（1）用点刺方法打开一级开关，用挑刺方法打开二级开关。

（2）先打开腹部的开关，再根据症状变化情况，酌情打开方案一中的开关。

方案四：由他位因素引起的腰痛

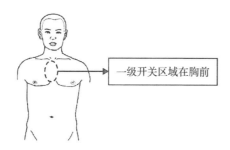

一级开关区域在胸前

打开开关要领：

（1）用点刺方法打开开关。

（2）先打开胸前的开关，再根据症状变化情况，酌情打开方案一中的开关；

方案五：由他位因素引起的腰痛

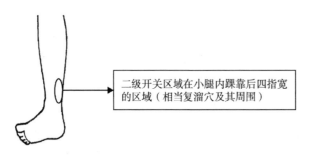

二级开关区域在小腿内踝靠后四指宽的区域（相当复溜穴及其周围）

打开开关要领：

（1）用挑刺方法打开开关。

（2）先打开小腿内侧的开关，再根据症状变化情况，酌情打开方案一中的开关。

方案六：由他位因素引起的腰痛

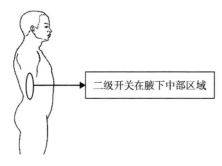

二级开关在腋下中部区域

打开开关要领：

（1）用挑刺方法打开开关。

（2）先打开腋下中部的开关，再根据症状变化情况，酌情打开方案一中的开关。

注意事项：

（1）打开开关时手法要轻柔，要有耐心。

（2）打开胸前一级开关时，需捏起皮肤操作。

（3）二级开关区域大部分瘀堵都很严重，打开开关时会很痛，嘱咐患者稍微忍耐一下，必要时中途稍作休息再操作。随着垃圾物质的不断排出，操作部位的疼痛会逐渐减轻、消失。

建议：

（1）操作时间，以症状明显缓解甚至消失为准。

（2）修复期间不宜涂抹、贴敷其他药物，否则影响垃圾物质的排出。

（3）修复期间，最好卧床休息一两天。

■ 32. 修复胸痛、胸闷

胸痛是指颈部以下与胸廓下缘之间的疼痛，是临床上常见的症状。根据病因不同临床表现为针刺样痛、闷痛、烧灼样痛等。胸闷常因肝气郁结所致，与生气着急密切相关。

找开关要领：

（1）开关位置：胸痛的一、二级开关都有。一级开关区域在第9胸椎以上的背部、胸前，二级开关区域在第8-11胸椎之间的背部、胸痛部位。

（2）找开关的方法：通过触诊、探诊找到一级开关，通过探诊找到二级开关。

方案一：由本位因素引起的胸痛、胸闷

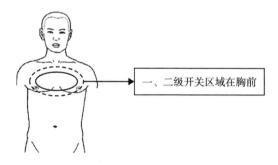

一、二级开关区域在胸前

打开开关要领：

（1）用点刺方法打开一级开关，用挑刺方法打开二级开关。

（2）先打开胸前的一级开关，再打开胸前的二级开关。

方案二：由他位因素引起的胸痛、胸闷

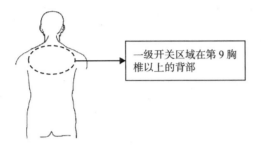

一级开关区域在第9胸椎以上的背部

打开开关要领：

（1）用点刺方法打开开关。

（2）先打开背部的开关，再根据症状变化情况，酌情打开方案一中的开关。

方案三：由他位因素引起的胸痛、胸闷

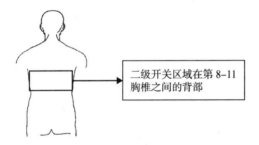

二级开关区域在第8-11胸椎之间的背部

打开开关要领：

（1）用挑刺方法打开开关。

（2）先打开背部的开关，再根据症状变化情况，酌情打开方案一中的开关。

注意事项：

（1）打开开关时手法要轻柔，要有耐心。

（2）打开胸腔一级开关时，需捏起皮肤操作。

（3）二级开关区域大部分瘀堵都很严重，打开开关时会很痛，嘱咐患者稍微忍耐一下，必要时中途稍作休息再操作。随着垃圾物质的不断排出，操作部位的疼痛会逐渐减轻、消失。

建议：

（1）操作时间，以症状明显缓解甚至消失为准。

（2）修复期间，勿搬重物，注意休息。

（3）病情严重者，请及时去医院就诊。

33. 修复上腭痛

上腭痛的一种原因是上腭处出现了黏膜的溃疡，常由于进食了辛辣、刺激性的食物，温度过高的食物或者很坚硬的食物，所造成的创伤性的溃疡。

找开关要领：

（1）开关位置：上腭痛的一、二级开关都有。一级开关区域在第5胸椎以上的背部，二级开关区域在上腭疼痛部位及其周围。

（2）找开关的方法：通过触诊找到一级开关，通过问诊找到二级开关。

举例：左侧上腭疼痛

方案一：由本位因素引起的上腭痛

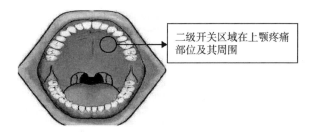

打开开关要领：用挑刺方法打开开关。

方案二：由他位因素引起的上腭痛

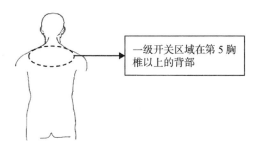

打开开关要领：

（1）用点刺方法打开开关。

（2）先打开背部的开关，再根据症状变化情况，酌情打开方案一中的开关。

注意事项：

（1）软腭上的开关靠近口腔里面，建议把针插进棉签里，针尖露出 0.5cm，针尾用胶带固定在棉签上，轻点几下即可。

（2）软腭部位的皮肤很薄，手法一定要轻，点到为止。

（3）打开开关时手法要轻柔，要有耐心。

建议：

（1）操作时间，以症状明显缓解甚至消失为准。

（2）修复期间，忌高温或冷饮等刺激性食品。

■ 34. 修复手腕痛

手腕由骨头、肌腱和软骨三部分组成，是人体最灵活的关节，使用率非常高。手腕过度运动可损伤软骨，腕关节过度用力易损伤腱鞘，这些都可导致手腕痛。

找开关要领：

（1）开关位置：手腕痛的一、二级开关都有。一级开关区域在第 8 胸椎以上的背部，二级开关区域在手臂肘尖下方四指宽的区域、手腕疼痛部位。

（2）找开关的方法：通过触诊、动诊找到一级开关，通过探诊、问诊找到二级开关。

方案一：由本位因素引起的手腕痛

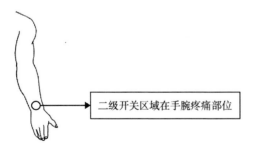

二级开关区域在手腕疼痛部位

打开开关要领： 用挑刺方法打开开关。

方案二：由他位因素引起的手腕痛

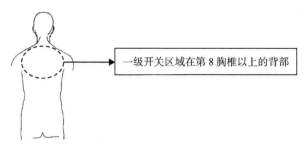

打开开关要领：

（1）用点刺方法打开开关。

（2）先打开背部的开关，再根据症状变化情况，酌情打开方案一中的开关。

方案三：由他位因素引起的手腕痛

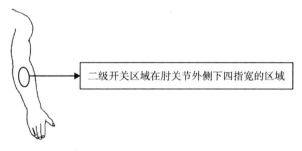

打开开关要领：

（1）用挑刺方法打开开关。

（2）先打开肘关节外侧下方的开关，再根据症状变化情况，酌情打开方案一中的开关。

注意事项：

（1）打开开关时手法要轻柔，要有耐心。

（2）二级开关区域大部分瘀堵都很严重，打开开关时会很痛，嘱咐患者稍微忍耐一下，必要时中途稍作休息再操作。随着垃圾物质的不断排出，操作部位的疼痛会逐渐减轻、消失。

建议：

（1）操作时间，以症状明显缓解甚至消失为准。

（2）修复期间不宜涂抹、贴敷其他药物，否则影响垃圾物质的排出。

35. 修复夏天怕冷、身体一侧怕冷

夏天天气比较炎热，气血外涌，身体处于一种相对比较热的状态。如果人体存在肾精亏少、肾阳不足、阳气虚弱等问题，身体代谢明显减慢、功能下降，人体的温煦作用减弱，就会出现夏季怕冷的现象。

找开关要领：

（1）开关位置：夏天怕冷、身体一侧怕冷一般只有一级开关，一级开关区域在第9胸椎以上的背部。

（2）找开关的方法：通过触诊、动诊找到一级开关。

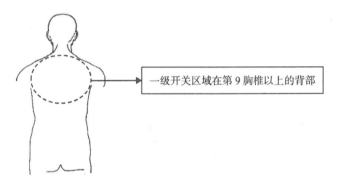

打开开关要领： 用点刺方法打开开关。

注意事项：

（1）打开开关时手法要轻柔，要有耐心。

建议：

（1）操作时间，以症状明显缓解甚至消失为准。

36. 修复心动过速、心律不齐、心绞痛等心脏病

心脏病是由于心脏功能异常或结构缺陷引起的疾病，是所有心脏疾病的统称，是常见的循环系统疾病，为生活中常见的疾病之一。常见症状有心悸、呼吸困难、发绀、咳嗽、咯血、胸痛、心绞痛、水肿、少尿等。

找开关要领：

（1）开关位置：心脏病的一、二级开关都有。一级开关区域在第10胸椎以上的背部、胸前、腹部，二级开关区域在第10胸椎以上的背部、胸前。

（2）找开关的方法：通过触诊、动诊、探诊找到一级开关，通过探诊找到二级开关。

方案一：由本位因素引起的心脏病

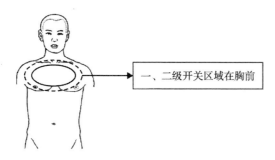

打开开关要领：

（1）用点刺方法打开一级开关，用挑刺方法打开二级开关。

（2）先打开胸前的一级开关，再根据症状变化情况，酌情打开胸前的二级开关。

方案二：由他位因素引起的心脏病

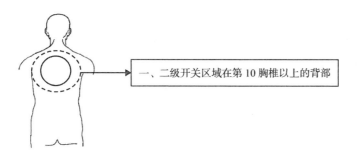

打开开关要领：

（1）用点刺方法打开一级开关，用挑刺方法打开二级开关。

（2）先打开背部的开关，再根据症状变化情况，酌情打开方案一中的二级开关。

方案三：由他位因素引起的心脏病

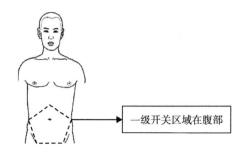

一级开关区域在腹部

打开开关要领：

（1）用点刺方法打开开关。

（2）先打开腹部的开关，再根据症状变化情况，酌情打开方案一中的二级开关。

注意事项：

（1）打开开关时手法要轻柔，要有耐心。

（2）打开胸前一级开关时，需捏起皮肤操作。

（3）二级开关区域大部分瘀堵都很严重，打开开关时会很痛，嘱咐患者稍微忍耐一下，必要时中途稍作休息再操作。随着垃圾物质的不断排出，操作部位的疼痛会逐渐减轻、消失。

建议：

（1）操作时间，以症状明显缓解甚至消失为准。

（2）如有不适，请及时去医院就诊。

■ 37. 修复肥胖

肥胖是指一定程度的明显超重与脂肪层过厚，是体内脂肪，尤其是甘油三酯积累过多而导致的一种状态，人体普通智能修复主要是以塑形为主。

找开关要领：

（1）开关位置：减肥的一、二级开关都有。一级开关区域在第11胸椎以上的背部、小指、无名指的指甲下方外侧（相当于少泽穴、关冲穴位置），二级开关区域在腹部、第8-11胸椎之间的背部。

（2）找开关的方法：通过触诊、动诊找到一级开关，通过探诊找到二级开关。

举例：腹部肥胖

方案一：由本位因素引起的肥胖

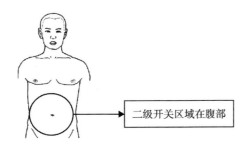

二级开关区域在腹部

打开开关要领：用挑刺方法打开开关。

方案二：由他位因素引起的肥胖

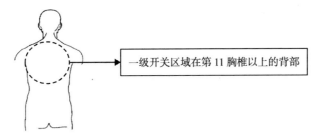

一级开关区域在第 11 胸椎以上的背部

打开开关要领：用点刺方法打开开关。

方案三：由他位因素引起的肥胖

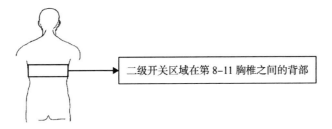

二级开关区域在第 8-11 胸椎之间的背部

打开开关要领：用挑刺方法打开开关。

方案四：由他位因素引起的肥胖

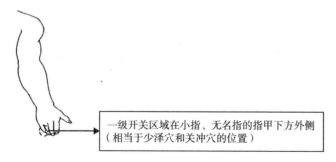

一级开关区域在小指、无名指的指甲下方外侧（相当于少泽穴和关冲穴的位置）

打开开关要领：用点刺方法打开开关。

注意事项：

（1）打开开关时手法要轻柔，要有耐心。

（2）二级开关区域大部分瘀堵都很严重，打开开关时会很痛，嘱咐患者稍微忍耐一下，必要时中途稍作休息再操作。随着垃圾物质的不断排出，操作部位的疼痛会逐渐减轻、消失。

建议：

（1）操作时间，以症状明显缓解甚至消失为准。

（2）不要暴饮暴食，忌冷饮。

（3）保持心态平和，注意休息。

■ 38.修复阴道刺痛、阴道痒等妇科疾病

一般有阴道刺痛的情况大部分是因妇科疾病引起的，如阴道炎、盆腔炎、卵巢肿瘤等。可见外阴白斑，外阴皮肤粗糙、增厚，也会出现刺痛的感觉。

找开关要领：

（1）开关位置：阴道刺痛、阴道痒的一、二级开关都有。一级开关区域在第8胸椎以上的背部，二级开关区域在隐私部位、小腹二分之一处与耻骨上沿之间、胸前、第8胸椎以上的背部、大腿内侧、大腿前面。

（2）找开关的方法：通过触诊、动诊找到一级开关，通过探诊、问诊找到二级开关。

方案一：由本位因素引起的阴道刺痛、阴道痒

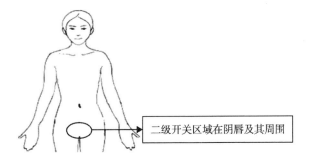

打开开关要领：用挑刺方法打开开关。

方案二：由他位因素引起的阴道刺痛、阴道痒

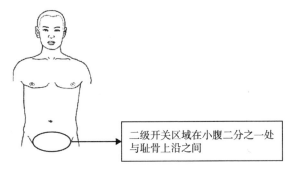

打开开关要领：

（1）用挑刺方法打开开关。

（2）先打开小腹的开关，再根据症状变化情况，酌情打开方案一中的开关。

方案三：由他位因素引起的阴道刺痛、阴道痒。

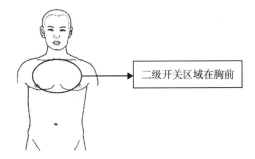

打开开关要领：

（1）用挑刺方法打开开关。

（2）先打开胸前的开关，再根据症状变化情况，酌情打开方案一中的开关。

  方案四：由他位因素引起的阴道刺痛、阴道痒

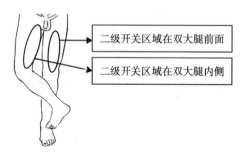

打开开关要领：

（1）用挑刺方法打开开关。

（2）先打开大腿内侧或大腿前面的开关，再根据症状变化情况，酌情打开方案一中的开关。

  方案五：由他位因素引起的阴道刺痛、阴道痒

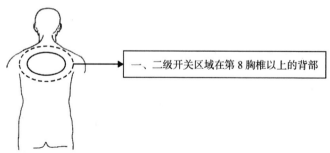

打开开关要领：

（1）用点刺方法打开一级开关，用挑刺方法打开二级开关。

（2）先打开背部的开关，再根据症状变化情况，酌情打开方案一中的开关。

注意事项：

（1）打开开关时手法要轻柔，要有耐心。

（2）隐私部位皮肤薄，非常敏感，操作手法要格外轻。

（3）二级开关区域大部分瘀堵都很严重，打开开关时会很痛，嘱咐患者稍微忍耐一下，必要时中途稍作休息再操作。随着垃圾物质的不断排出，操作部

位的疼痛会逐渐减轻、消失。

建议：

（1）操作时间，以症状明显缓解甚至消失为准。

（2）修复期间，禁止性生活。

（3）性生活后不宜马上清洗。

（4）最好不要用药物清洗阴道。

（5）保持良好心态。

（6）不要经常用护垫。

（7）最好穿宽松的内裤，不宜穿紧身裤。

（8）洗澡后，隐私部位要擦干。

■ 39.修复踝关节痛

踝关节痛是临床常见的足踝部位疼痛紊乱现象。

找开关要领：

（1）开关位置：踝关节痛的一、二级开关都有。一级开关区域在第9胸椎以上的背部，二级开关区域在踝关节疼痛部位及其周围。

（2）找开关的方法：通过触诊、动诊找到一级开关，通过探诊找到二级开关。

方案一：由本位因素引起的踝关节痛

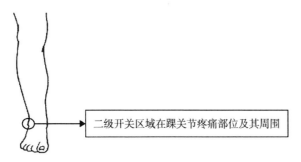

打开开关要领： 用挑刺方法打开开关。

方案二：由他位因素引起的踝关节痛

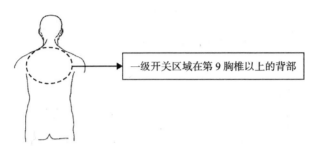

打开开关要领：

（1）用点刺方法打开开关。

（2）先打开背部的开关，再根据症状变化情况，酌情打开方案一中的开关。

注意事项：

（1）打开开关时手法要轻柔，要有耐心。

（2）二级开关区域大部分瘀堵都很严重，打开开关时会很痛，嘱咐患者稍微忍耐一下，必要时中途稍作休息再操作。随着垃圾物质的不断排出，操作部位的疼痛会逐渐减轻、消失。

建议：

（1）操作时间，以症状明显缓解甚至消失为准。

（2）修复期间不宜涂抹、贴敷其他药物，否则影响垃圾物质的排出。

■ 40.修复胃食管反流

胃食管反流是一种功能性常见疾病，可引起一系列临床综合症状，如反酸、烧心、胸痛、咽炎、喉炎、咽部异物感、鼻炎、鼻窦炎、喘息、胸闷、胸痛、哮喘等。

找开关要领：

（1）开关位置：胃食管反流的一、二级开关都有。一级开关区域在第10胸椎以上的背部，二级开关区域在胸前（咽喉部位和上脘穴之间）、第10胸椎以上的背部。

（2）找开关的方法：通过触诊、动诊找到一级开关，通过探诊、问诊找到二级开关。

方案一：由本位因素引起的胃食管反流

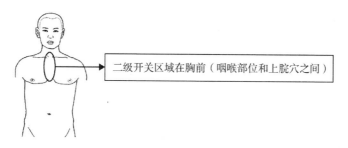

二级开关区域在胸前（咽喉部位和上脘穴之间）

打开开关要领：用挑刺方法打开开关。

方案二：由他位因素引起的胃食管反流

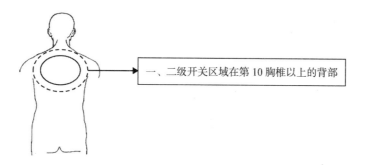

一、二级开关区域在第 10 胸椎以上的背部

打开开关要领：

（1）用点刺方法打开一级开关，用挑刺方法打开二级开关。

（2）先打开背部的开关，再根据症状变化情况，酌情打开方案一中的开关。

注意事项：

（1）打开开关时手法要轻柔，要有耐心。

（2）二级开关区域大部分瘀堵都很严重，打开开关时会很痛，嘱咐患者稍微忍耐一下，必要时中途稍作休息再操作。随着垃圾物质的不断排出，操作部位的疼痛会逐渐减轻、消失。

建议：

（1）操作时间，以症状明显缓解甚至消失为准。

（2）少生闷气、少吃甜食。

（3）枕头不宜过低。

41. 修复抑郁症

抑郁症是一种常见的心理疾病，被划分为轻度、中度和重度三种类型。以情感低落、思维迟缓、言语减少、意志减退、行动迟缓为典型症状。

找开关要领：

（1）开关位置：抑郁症的一、二级开关都有。一级开关区域在第10胸椎以上的背部、胸前，二级开关区域在胸前、第10胸椎以上的背部、小腿肚、小指指甲外侧下方（相当于少泽穴的位置）。

（2）找开关的方法：通过触诊、动诊、探诊找到一级开关，通过探诊、问诊找到二级开关。

方案一：由他位因素引起的抑郁症

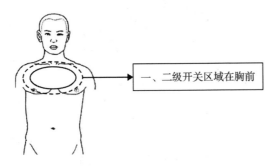

一、二级开关区域在胸前

打开开关要领：

（1）用点刺方法打开一级开关，用挑刺方法打开二级开关。

（2）先打开胸前的一级开关，再根据病情变化情况，酌情打开胸前的二级开关。

方案二：由他位因素引起的抑郁症

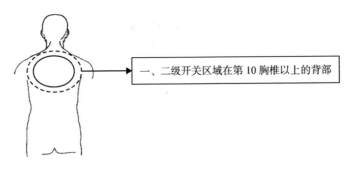

一、二级开关区域在第10胸椎以上的背部

打开开关要领：

（1）用点刺方法打开一级开关，用挑刺方法打开二级开关。

（2）先打开背部的开关，再根据症状变化情况，酌情打开方案一中的二级开关。

方案三：由他位因素引起的抑郁症

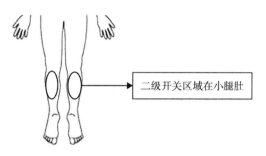

打开开关要领：

（1）用挑刺方法打开开关。

（2）先打开小腿肚的开关，再根据症状变化情况，酌情打开方案一中的二级开关。

方案四：由他位因素引起的抑郁症

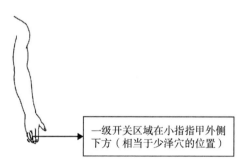

打开开关要领：

（1）用点刺方法打开开关。

（2）先打开小指上的开关，再根据症状变化情况，酌情打开方案一中的二级开关。

注意事项：

（1）打开开关时手法要轻柔，要有耐心。

（2）打开胸腔一级开关时，需捏起皮肤操作。

（3）二级开关区域大部分瘀堵都很严重，打开开关时会很痛，嘱咐患者稍微忍耐一下，必要时中途稍作休息再操作。随着垃圾物质的不断排出，操作部位的疼痛会逐渐减轻、消失。

建议：

（1）操作时间，以症状明显缓解甚至消失为准。

■ 42. 修复口腔溃疡

口腔溃疡是一种最常见的口腔黏膜疾病，指在口腔内唇、上腭以及舌颊等部位黏膜上，出现圆形或者椭圆形的疼痛溃疡点，大小可从米粒至黄豆大，溃疡面凹陷、周围充血，具有周期性、复发性及自限性的特点。

找开关要领：

（1）开关位置：口腔溃疡的一、二级开关都有。一级开关区域在第8胸椎以上的背部，二级开关区域在口腔溃疡部位及其周围。

（2）找开关的方法：通过触诊找到一级开关，通过问诊找到二级开关。

方案一：由本位因素引起的口腔溃疡

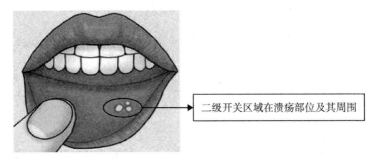

打开开关要领：用挑刺方法打开开关。

方案二：由他位因素引起的口腔溃疡

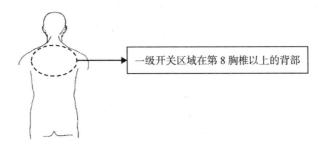

打开开关要领：

（1）用点刺方法打开开关。

（2）先打开背部的开关，再根据症状变化情况，酌情打开方案一中的开关。

注意事项：

（1）打开开关时手法要轻柔，要有耐心。

（2）口腔溃疡部位比较敏感，应点到为止。

建议：

（1）操作时间，以症状明显减轻为准。

（2）后续修复，需酌情处理。

（3）勤换牙刷。

43. 修复急、慢性支气管炎

急性支气管炎起病较快，开始为干咳，之后咳黏痰或脓性痰。慢性支气管炎多数起病很隐蔽，开始除轻咳之外并无特殊症状，不易被病人所重视，主要临床表现为咳嗽、咳痰。

找开关要领：

（1）开关区域：急慢性支气管炎的一、二级开关都有。一级开关区域在第10胸椎以上的背部、腹部，二级开关区域在咽喉部到膻中穴。

（2）找开关的方法：通过触诊、动诊、探诊找到一级开关，通过探诊找到二级开关。

方案一：由本位因素引起的急慢性支气管炎

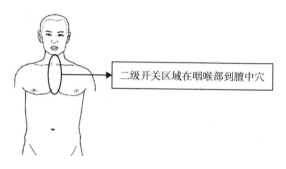

打开开关要领：用挑刺方法打开开关。

方案二：由他位因素引起的急慢性支气管炎

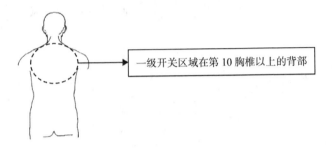

打开开关要领：

（1）用点刺方法打开开关。

（2）先打开背部的开关，再根据症状变化情况，酌情打开方案一中的开关。

方案三：由他位因素引起的急慢性支气管炎

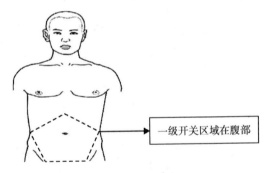

打开开关要领：

（1）用点刺方法打开开关。

（2）先打开腹部的开关，再根据症状变化情况，酌情打开方案一中的开关。

注意事项：

（1）打开开关时手法要轻柔，要有耐心。

（2）二级开关区域大部分瘀堵都很严重，打开开关时会很痛，嘱咐患者稍微忍耐一下，必要时中途稍作休息再操作。随着垃圾物质的不断排出，操作部位的疼痛会逐渐减轻、消失。

建议：

（1）操作时间，以症状明显缓解甚至消失为准。

（2）修复期间，特别留意一下饮食。

（3）如有不适，请及时去医院就诊。

■ 44.修复外伤性休克

外伤性休克是指因意外或运动等造成的外伤，如骨折、挤压伤等的疼痛引起的休克（不包括由外伤引起的大出血），常出现面色苍白、四肢末端发凉、出虚汗等。

找开关要领：

（1）开关位置：外伤性休克只有二级开关，二级开关区域在胸前。

（2）找开关的方法：通过探诊、问诊找到二级开关。

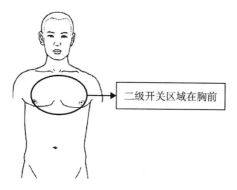

打开开关要领：

（1）用挑刺方法打开开关。

（2）从膻中穴向周围画圈式挑刺。

注意事项：

（1）解开伤者上衣，快速打开胸前二级开关。

（2）操作时动作快一点，频率高一点，要有信心和耐心。

（3）如果有少量出血现象，最好止血和打开胸前开关同步进行。

建议：

（1）让伤者平躺，不要随意挪动，头颅跟肢体稍微抬高。

（2）拨打120。

（3）操作时间，以症状明显缓解或甚至消失为准。

（4）恢复正常后，喝点温开水。

45. 修复各种过敏性疾病

过敏性疾病是临床常见疾病之一，发病率呈逐年上升趋势。过敏反应常表现为皮肤瘙痒、皮疹、荨麻疹、心慌、气短、哮喘、出冷汗、脸色苍白、口唇青紫等，甚至出现血压降低、休克，如不及时抢救可致死亡。

找开关要领：

（1）开关位置：过敏性疾病的一、二级开关都有。一级开关区域在第9胸椎以上的背部；二级开关灵活性较大，主要需弄清楚机体接触过敏原的（如吸入、食入、接触或注射等）途径，不同的途径开关区域也不同。

（2）找开关的方法：通过触诊、动诊找到一级开关，通过探诊、问诊找到二级开关。

1）吸入式：二级开关区域在颧骨下方和咽喉部位、软腭。

方案一：

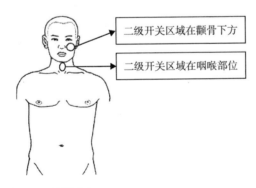

打开开关要领：

①用挑刺方法打开开关。

②先打开颧骨下方的开关，再根据症状变化情况，酌情打开咽喉部位的开关。

方案二：

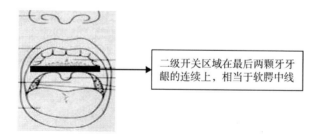

二级开关区域在最后两颗牙牙龈的连续上，相当于软腭中线

打开开关要领：

①用挑刺方法打开开关。

②先打开软腭开关，再根据症状变化情况，酌情打开咽喉部位的开关。

2）食入式：二级开关区域在咽喉部位、胸前、第 8-11 胸椎间的背部、小腿凹陷部位（相当于筑宾穴及其周围）。

方案一：

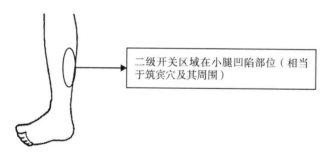

二级开关区域在小腿凹陷部位（相当于筑宾穴及其周围）

打开开关要领： 用挑刺方法打开开关。

方案二：

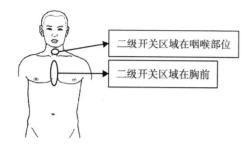

二级开关区域在咽喉部位

二级开关区域在胸前

打开开关要领：

①用挑刺方法打开开关。

②先打开方案一中的开关，再打开胸前的开关，最后根据症状变化情况，

酌情打开咽喉部位的开关。

方案三：

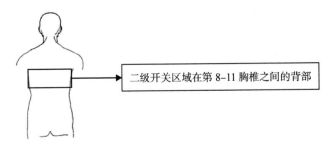

打开开关要领：

①用挑刺方法打开开关。

②先打开方案一中的开关，再打开背部的开关。

3）接触式：二级开关区域在表皮痛、痒和起疙瘩的区域。

举例：下手臂红点处痒，二级开关区域在下手臂痒的部位及其周围。

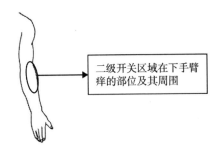

打开开关要领： 用挑刺方法打开开关。

4）注射式：二级开关区域在注射的部位、小腿凹陷部位（相当于筑宾穴及其周围。

举例：注射的地方在三角肌。

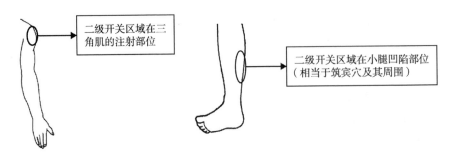

打开开关要领：

（1）用挑刺方法打开开关。

（2）依次打开。

注意事项：

①打开开关时手法要轻柔，要有耐心。

②软腭上的开关靠近口腔里面，建议把针插进棉签里，针尖露出 0.5 cm，针尾用胶带固定在棉签上，轻点几下即可。

③软腭部位的皮肤很薄，手法一定要轻，应点到为止。

④二级开关区域大部分瘀堵都很严重，打开开关时会很痛，嘱咐患者稍微忍耐一下，必要时中途稍作休息再操作。随着垃圾物质的不断排出，操作部位的疼痛会逐渐减轻、消失。

建议：

①皮肤过敏处不要用手去挠。

②查找过敏原，并且避而远之。

③病情严重者，请及时去医院就诊。

■ 46. 修复鼻子上火

"上火"为民间俗语，又称"热气"。按照中医理论解释，属于中医热证范畴。中医认为人体阴阳失衡，内火旺盛，即会上火。

找开关要领：

（1）开关位置：鼻子上火的一、二级开关都有。一级开关区域在第 8 胸椎以上的背部、鼻梁及其周围，二级开关区域在鼻梁及其周围。

（2）找开关的方法：通过触诊找到一级开关，通过探诊找到二级开关。

方案一：由本位因素引起的鼻子上火

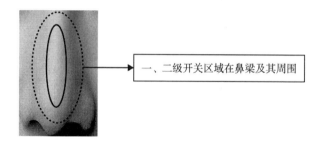

一、二级开关区域在鼻梁及其周围

打开开关要领：

（1）用点刺方法打开一级开关，用挑刺方法打开二级开关。

（2）先打开鼻梁的一级开关，再酌情打开鼻梁的二级开关。

方案二：由他位因素引起的鼻子上火

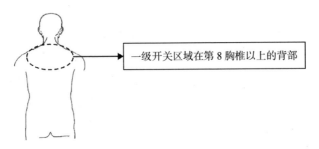

打开开关要领：

（1）用点刺方法打开开关。

（2）先打开背部的开关，再根据症状变化情况，酌情打开方案一中的开关。

注意事项：

（1）打开开关时手法要轻柔，要有耐心。

（2）二级开关区域大部分瘀堵都很严重，打开开关时会很痛，嘱咐患者稍微忍耐一下，必要时中途稍作休息再操作。随着垃圾物质的不断排出，操作部位的疼痛会逐渐减轻、消失。

建议：

（1）操作时间，以症状明显缓解甚至消失为准。

■ 47.修复注意力不集中

注意力不集中是一种情绪和躯体功能衰弱的精神疾病，主要表现为容易疲劳，睡眠障碍，记忆力下降和情绪容易激动等。

找开关要领：

（1）开关位置：注意力不集中的一、二级开关都有。一级开关区域在第8胸椎以上的背部，二级开关区域在胸前、头前顶、颧骨下方。

（2）找开关的方法：通过触诊找到一级开关，通过探诊找到二级开关。

方案一：由他位因素引起的注意力不集中

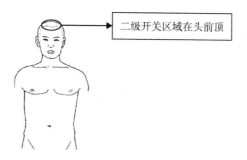

打开开关要领：用挑刺方法打开开关。

方案二：由他位因素引起的注意力不集中

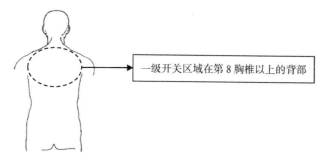

打开开关要领：

（1）用点刺方法打开开关。

（2）先打开背部的开关，再根据症状变化情况，酌情打开方案一中的开关。

方案三：由他位因素引起的注意力不集中

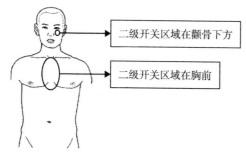

打开开关要领：

（1）用挑刺方法打开开关。

（2）先打开胸前的开关，再打开颧骨下方的开关，最后根据症状变化情况，酌情打开方案一中的开关。

注意事项：

（1）打开开关时手法要轻柔，要有耐心。

（2）二级开关区域大部分瘀堵都很严重，打开开关时会很痛，嘱咐患者稍微忍耐一下，必要时中途稍作休息再操作。随着垃圾物质的不断排出，操作部位的疼痛会逐渐减轻、消失。

建议：

（1）操作时间，以症状明显缓解甚至消失为准。

■ 48. 修复胳膊痛

胳膊疼，通常是由于姿势不对、外伤以及工作压力较大造成的。

找开关要领：

（1）开关位置：胳膊痛的一、二级开关都有。一级开关区域在第8胸椎以上的背部，二级开关区域在胳膊疼痛部位、第8胸椎以上的背部。

（2）找开关的方法：通过触诊、动诊找到一级开关，通过探诊、问诊找到二级开关。

方案一：由本位因素引起的胳膊痛

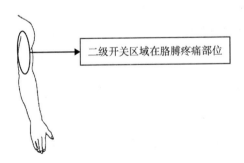

打开开关要领： 用挑刺方法打开开关。

案二：由他位因素引起的胳膊痛

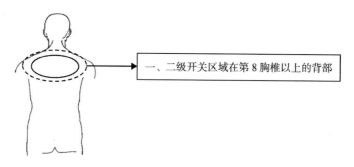

一、二级开关区域在第 8 胸椎以上的背部

打开开关要领：

（1）用点刺方法打开一级开关，用挑刺方法打开二级开关。

（2）先打开背部的开关，再根据症状变化情况，酌情打开方案一中的开关。

注意事项：

（1）打开开关时手法要轻柔，要有耐心。

（2）二级开关区域大部分瘀堵都很严重，打开开关时会很痛，嘱咐患者稍微忍耐一下，必要时中途稍作休息再操作。随着垃圾物质的不断排出，操作部位的疼痛会逐渐减轻、消失。

建议：

（1）操作时间，以症状明显缓解甚至消失为准。

（2）修复期间不宜涂抹、贴敷其他药物，否则影响垃圾物质的排出。

■ 49. 修复胸口紧、上腹胀、心烦

胸口出现紧绷感与气血不足和肾虚有很大关系。腹胀多见于饭后，多是暴饮暴食、饮食不规律所产生的消化不良症状，也有可能是细菌或病毒感染所导致。一般症状有食欲不振、腹胀、腹痛、恶心、呕吐、便秘、腹泻等。

找开关要领：

（1）开关位置：胸口紧、上腹胀、心烦的一、二级开关都有。一级开关区域在第 10 胸椎以上的背部、胸腹部，二级开关区域在胸腹部、第 10 胸椎以上的背部。

（2）找开关的方法：通过触诊、探诊、动诊找到一级开关，通过探诊、问

诊找到二级开关。

方案一：由本位因素引起的胸口紧、上腹胀、心烦

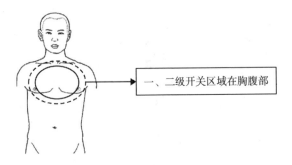

一、二级开关区域在胸腹部

打开开关要领：

（1）用点刺方法打开一级开关，用挑刺方法打开二级开关。

（2）先打开胸前的一级开关，再根据症状变化情况，酌情打开胸前的二级开关。

方案二：由他位因素引起的胸口紧、上腹胀、心烦

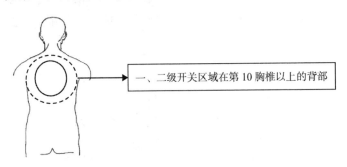

一、二级开关区域在第10胸椎以上的背部

打开开关要领：

（1）用点刺方法打开一级开关，用挑刺方法打开二级开关。

（2）先打开背部的开关，再根据症状变化情况，酌情打开方案一中的二级开关。

注意事项：

（1）打开开关时手法要轻柔，要有耐心。

（2）打开胸腔一级开关时，需捏起皮肤操作。

（3）二级开关区域大部分瘀堵都很严重，打开开关时会很痛，嘱咐患者稍微忍耐一下，必要时中途稍作休息再操作。随着垃圾物质的不断排出，操作部位的疼痛会逐渐减轻、消失。

建议：

（1）操作时间，以症状明显缓解甚至消失为准。

■ 50.修复淋巴结结节

淋巴结结节是发生于淋巴结的，以非干酪样坏死性肉芽肿为基本特点的炎症性病变，也有可能是淋巴结的恶性肿瘤。主要表现为淋巴结肿大，全身各组织器官均可受累，伴发热、消瘦、腹痛、腹泻、盗汗等全身症状。

找开关要领：

（1）开关位置：淋巴结结节的一、二级开关都有。一级开关区域在第10胸椎以上的背部，二级开关区域在淋巴结结节区域。

（2）找开关的方法：通过触诊找到一级开关，通过探诊找到二级开关。

举例：淋巴结结节在颈部

方案一：由本位因素引起的淋巴结结节

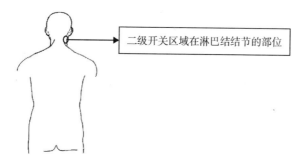

打开开关要领：用挑刺方法打开开关。

方案二：由他位因素引起的淋巴结结节

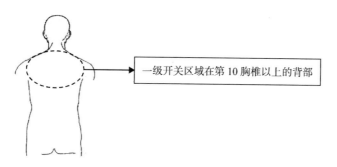

打开开关要领：

（1）用点刺方法打开开关。

（2）先打开背部的开关，再根据症状变化情况，酌情打开方案一中的开关。

注意事项：

（1）打开开关时手法要轻柔，要有耐心。

（2）二级开关区域大部分瘀堵都很严重，打开开关时会很痛，嘱咐患者稍微忍耐一下，必要时中途稍作休息再操作。随着垃圾物质的不断排出，操作部位的疼痛会逐渐减轻、消失。

建议：

（1）操作时间，以症状明显缓解甚至消失为准。

（2）如有不适，请及时去医院就诊。

■ 51. 修复脾虚、嗜甜嗜辣

脾虚，是中医术语。泛指因脾气虚损引起的一系列脾生理功能失常的病理现象及病证，包括脾气虚、脾阳虚、中气下陷、脾不统血等证型，多因饮食失调，劳逸失度或久病体虚所引起。脾有运化食物中的营养物质和输布水液以及统摄血液等功能。

找开关要领：

（1）开关位置：脾虚、嗜甜嗜辣的一、二级开关都有。一级开关区域在第10胸椎以上的背部、胸腹部，二级开关区域在胸腹部。

（2）找开关的方法：通过触诊找到一级开关，通过探诊找到二级开关。

方案一：由他位因素引起的脾虚、嗜甜嗜辣

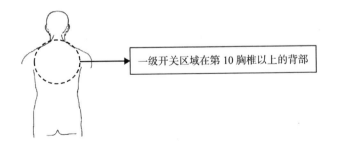

一级开关区域在第10胸椎以上的背部

打开开关要领：用点刺方法打开开关。

方案二：由他位因素引起的脾虚、嗜甜嗜辣

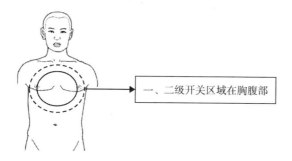

一、二级开关区域在胸腹部

打开开关要领：

（1）用点刺方法打开一级开关，用挑刺方法打开二级开关。

（2）先打开胸腹部的一级开关，再根据症状变化情况，酌情打开胸腹部的二级开关。

注意事项：

（1）打开开关时手法要轻柔，要有耐心。

（2）打开胸腔一级开关时，需捏起皮肤操作。

（3）二级开关区域大部分瘀堵都很严重，打开开关时会很痛，嘱咐患者稍微忍耐一下，必要时中途稍作休息再操作。随着垃圾物质的不断排出，操作部位的疼痛会逐渐减轻、消失。

建议：

（1）操作时间，以症状明显缓解甚至消失为准。

■ 52. 修复外阴痒

外阴痒可见于外阴局部皮肤过敏，或者不注意外阴清洁卫生、月经期间不勤换卫生巾、对卫生巾产生了过敏等，都会引发外阴瘙痒。

找开关要领：

（1）开关位置：外阴痒的一、二级开关都有。一级开关区域在第8胸椎以上的背部，二级开关区域在外阴痒的部位。

（2）找开关的方法：通过触诊找到一级开关，通过问诊找到二级开关。

方案一：由本位因素引起的外阴痒

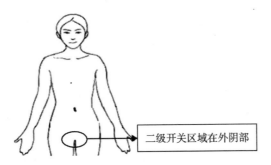

打开开关要领：用挑刺方法打开开关。

方案二：由他位因素引起的外阴痒

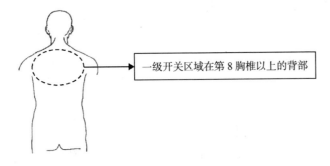

打开开关要领：

（1）用点刺方法打开开关。

（2）先打开背部的开关，再根据症状变化情况，酌情打开方案一中的开关。

注意事项：

（1）打开开关时手法要轻柔，要有耐心。

（2）隐私部位的皮肤很薄，也很敏感，患者易紧张，操作时手法上需格外轻柔。

建议：

（1）操作时间，以症状明显缓解甚至消失为准。

（2）修复期间不宜涂抹、贴敷其他药物，否则影响垃圾物质的排出。

53. 修复疑似多动症

多动症即多动综合征，是一种常见的儿童行为异常，又称脑功能轻微失调或轻微脑功能障碍综合征或注意缺陷障碍。表现为注意力不易集中，活动过多，情绪易冲动，以致影响学习成绩。在家庭及学校均难与人相处，在日常生活中使家长和老师感到困扰。

找开关要领：

（1）开关位置：多动症的一、二级开关都有。一级开关区域在第8胸椎以上的背部，二级开关区域在想动的部位。

（2）找开关的方法：通过触诊找到一级开关，通过问诊找到二级开关。

举例：有的患儿喜欢咬嘴唇，原因是嘴唇痒，那么二级开关区域就在嘴唇痒的部位。

方案一：由本位因素引起的多动症

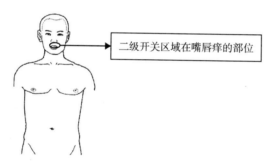

打开开关要领：用挑刺方法打开开关。

方案二：由他位因素引起的多动症

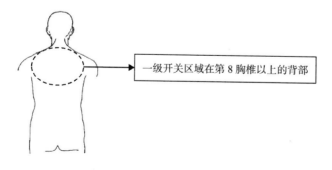

打开开关要领：

（1）用点刺方法打开开关。

（2）先打开背部的开关，再根据症状变化情况，酌情打开方案一中的开关。

注意事项：

（1）打开开关时手法要轻柔，要有耐心。

（2）二级开关区域大部分瘀堵都很严重，打开开关时会很痛，嘱咐患者稍微忍耐一下，必要时中途稍作休息再操作。随着垃圾物质的不断排出，操作部位的疼痛会逐渐减轻、消失。

建议：

（1）操作时间，以症状明显缓解甚至消失为准。

54. 修复肩无力

所谓肩无力，往往是感觉肩部很累，无力，中医认为是虚症。

找开关要领：

（1）开关位置：肩无力的一、二级开关都有。一级开关区域在第10胸椎以上的背部、胸前，二级开关区域在肩部、胸前和第10胸椎以上的背部。

（2）找开关的方法：通过触诊、动诊找到一级开关，通过探诊找到二级开关。

方案一：由本位因素引起的肩无力

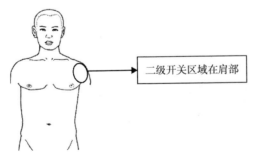

打开开关要领： 用挑刺方法打开开关。

方案二：由他位因素引起的肩无力

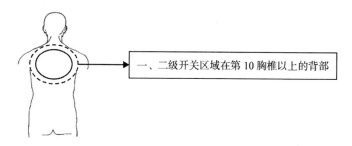

打开开关要领：

（1）用点刺方法打开一级开关，用挑刺方法打开二级开关。

（2）先打开背部的开关，再根据症状变化情况，酌情打开方案一中的开关。

方案三：由他位因素引起的肩无力。

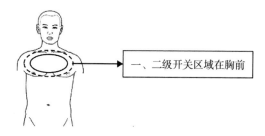

打开开关要领：

（1）用点刺方法打开一级开关，用挑刺方法打开二级开关。

（2）先打开胸前的开关，再根据症状变化情况，酌情打开方案一中的开关。

注意事项：

（1）打开开关时手法要轻柔，要有耐心。

（2）打开胸腔一级开关时，需捏起皮肤操作。

（3）二级开关区域大部分瘀堵都很严重，打开开关时会很痛，嘱咐患者稍微忍耐一下，必要时中途稍作休息再操作。随着垃圾物质的不断排出，操作部位的疼痛会逐渐减轻、消失。

建议：

（1）操作时间，以症状明显缓解甚至消失为准。

（2）修复期间不宜涂抹、贴敷其他药物，否则影响垃圾物质的排出。

55. 修复打鼾

打鼾是睡眠中因上呼吸道狭窄使悬雍垂（腭垂）发生振动而发出的鼾声。

找开关要领：

（1）开关区域：打鼾的一、二级开关都有。一级开关区域在第9胸椎以上的背部、无名指指甲下方（相当于关冲穴的位置）、咽喉外部，二级开关区域在咽喉里面、小腹二分之一处与耻骨上沿之间、第9胸椎以上的背部。

（2）找开关的方法：通过触诊、动诊、探诊找到一级开关，通过探诊、问诊找到二级开关。

方案一：由本位因素引起的打鼾

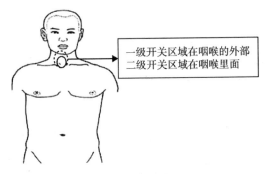

一级开关区域在咽喉的外部
二级开关区域在咽喉里面

打开开关要领：

（1）用点刺方法打开一级开关，用挑刺方法打开二级开关。

（2）先打开咽喉外部的开关，再根据病情变化情况，酌情打开咽喉里面的开关。

方案二：由他位因素引起的打鼾

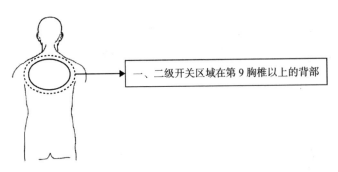

一、二级开关区域在第9胸椎以上的背部

打开开关要领：

（1）用点刺方法打开一级开关，用挑刺方法打开二级开关。

（2）先打开背部的开关，再根据症状变化情况，酌情打开方案一中的二级开关。

方案三：由他位因素引起的打嗝

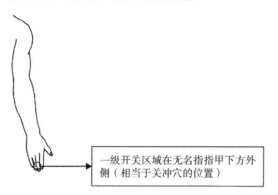

一级开关区域在无名指指甲下方外侧（相当于关冲穴的位置）

打开开关要领：

（1）用点刺方法打开开关。

（2）先打开手指上的开关，再根据症状变化情况，酌情打开方案一中的二级开关。

方案四：由他位因素引起的打嗝

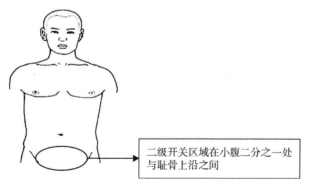

二级开关区域在小腹二分之一处与耻骨上沿之间

打开开关要领：

（1）用挑刺方法打开开关。

（2）先打开小腹部的开关，再根据症状变化情况，酌情打开方案一中的开关。

注意事项：

（1）打开开关时，要有信心和耐心。

（2）咽喉里不好操作。为了安全起见，建议把针插进棉签里，针尖露出

0.5 cm，针尾用胶带固定在棉签上，轻点几下即可，也可由患者自行操作。

（3）打开咽喉部的一级开关时，需捏起皮肤操作。

（4）二级开关区域大部分瘀堵很严重，打开开关时会很痛，嘱咐受术者稍微忍耐一下，必要时中途稍作休息再操作。随着垃圾物质的不断排出，操作部位的疼痛会逐渐减轻、消失。

建议：

（1）建议先选用方案四。

（2）操作时间，以症状明显减轻或消失为准。

■ 56.修复尿频、尿急、尿痛

尿频、尿急、尿痛的常见原因：①泌尿系感染：可有尿频、尿急、尿痛、血尿等，尿常规可见白细胞，有时有红细胞，治疗以抗感染为主。②慢性前列腺炎：多见于中青年男性，可有尿频、尿急、尿痛、会阴部不适等，尿常规一般无异常。③慢性膀胱炎：主要是腺性膀胱炎和间质性膀胱炎，多见于中青年女性，可有尿频、尿急、尿痛、下腹部隐痛不适等。

找开关要领：

（1）开关位置：尿频、尿急、尿痛的一、二级开关都有。一级开关区域在第5～11胸椎之间的背部，二级开关区域在胸前、小腹二分之一处与耻骨上沿之间、尿道口及阴部、大腿内侧。

（2）找开关的方法：通过触诊、探诊找到一级开关，通过探诊、问诊找到二级开关。

方案一：由本位因素引起的尿频、尿急、尿痛

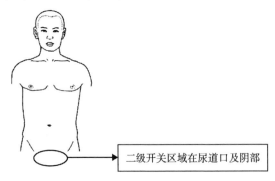

二级开关区域在尿道口及阴部

打开开关要领：用挑刺方法打开开关。

方案二：由他位因素引起的尿频、尿急、尿痛

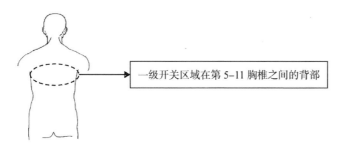

一级开关区域在第 5-11 胸椎之间的背部

打开开关要领：

（1）用点刺方法打开开关。

（2）先打开背中部的开关，再根据症状变化情况，酌情打开方案一中的开关。

方案三：由他位因素引起的尿频、尿急、尿痛

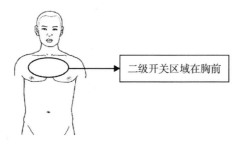

二级开关区域在胸前

打开开关要领：

（1）用挑刺方法打开开关。

（2）先打开胸前的开关，再根据症状变化情况，酌情打开方案一中的开关。

方案四：由他位因素引起的尿频、尿急、尿痛

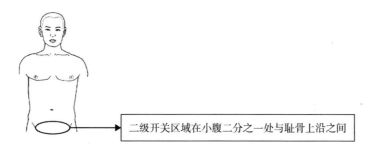

二级开关区域在小腹二分之一处与耻骨上沿之间

175

打开开关要领：

（1）用挑刺方法打开开关。

（2）先打开小腹的开关，再根据症状变化情况，酌情打开方案一中的开关。

方案五：由他位因素引起的尿频、尿急、尿痛

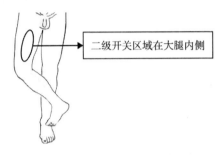

打开开关要领：

（1）用挑刺方法打开开关。

（2）先打开大腿的开关，再根据症状变化情况，酌情打开方案一中的开关。

注意事项：

（1）打开开关时手法要轻柔，要有耐心。

（2）隐私部位的皮肤很薄，也很敏感，患者易紧张，操作时手法上需格外轻柔。

（3）二级开关区域大部分瘀堵都很严重，打开开关时会很痛，嘱咐患者稍微忍耐一下，必要时中途稍作休息再操作。随着垃圾物质的不断排出，操作部位的疼痛会逐渐减轻、消失。

建议：

（1）操作时间，以症状明显缓解甚至消失为准。

（2）多喝水。

（3）如有不适，请及时去医院就诊。

■ 57. 修复嘴角溃疡

嘴角溃疡即嘴角炎，可见于由多种原因引起的嘴角部糜烂、溃疡。

找开关要领：

（1）开关位置：嘴角溃疡一般只有二级开关，二级开关区域在嘴角溃疡部位及其周围。

（2）找开关的方法：通过望诊找到二级开关。

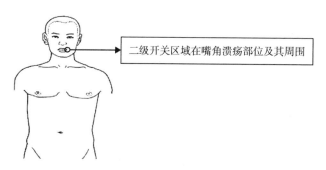

打开开关要领： 用挑刺方法打开开关。

注意事项：

（1）打开开关时手法要轻柔，要有耐心。

（2）二级开关区域大部分瘀堵都很严重，打开开关时会很痛，嘱咐患者稍微忍耐一下，必要时中途稍作休息再操作。随着垃圾物质的不断排出，操作部位的疼痛会逐渐减轻、消失。

建议：

（1）操作时间，以症状明显缓解为准。

（2）修复期间，避免嘴角撕裂，尽量不要张嘴大笑或大口饮食。

（3）后续修复，酌情处理。

（4）修复期间不宜涂抹、贴敷其他药物，否则影响垃圾物质的排出。

58. 修复中暑

中暑是一种常见疾病，又称热射病，是因在高温、高热和空气不流通的环境中长时间工作和生活，导致人体体温调节功能紊乱，出现以神经系统和循环系统功能障碍为主的一系列病理症状。患者会出现头疼、头晕、恶心、乏力、大汗、面色苍白、昏迷、休克等症状。

找开关要领：

（1）开关位置：中暑的一、二级开关都有。一、二级开关区域在第 11 胸椎以上的背部。

（2）找开关的方法：通过触诊、探诊找到一级开关，通过探诊找到二级开关。

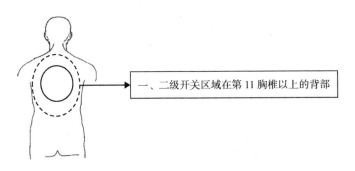

一、二级开关区域在第 11 胸椎以上的背部

打开开关要领：

（1）用点刺方法打开一级开关，用挑刺方法打开二级开关。

（2）先打开背部的一级开关，再根据症状变化情况，酌情打开背部的二级开关。

注意事项：

（1）打开开关时手法要轻柔，要有耐心。

（2）二级开关区域大部分瘀堵都很严重，打开开关时会很痛，嘱咐患者稍微忍耐一下，必要时中途稍作休息再操作。随着垃圾物质的不断排出，操作部位的疼痛会逐渐减轻、消失。

建议：

（1）操作时间，以症状明显缓解甚至消失为准。

（2）尽量避免长时间处于高温环境。

（3）病情严重者，请及时去医院就诊。

■ 59. 修复坐骨神经痛

坐骨神经痛最常见的原因是腰椎间盘突出症，是指坐骨神经通路及其分布区的疼痛综合征，是一种极其常见的病症，这种疼痛往往从腰、臀部经大腿后、小腿外侧向足部放射。

找开关要领：

（1）开关位置：坐骨神经痛的一、二级开关都有。一级开关区域在第8胸椎以上的背部、胸前，二级开关区域在第8胸椎以上的背部、腋下中部、腿疼痛部位。

（2）找开关的方法：通过触诊、动诊、探诊找到一级开关，通过探诊找到二级开关。

举例：右大腿后侧疼痛

方案一：由本位因素引起的坐骨神经痛

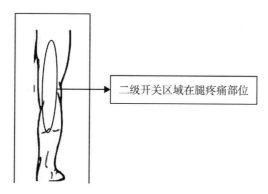

二级开关区域在腿疼痛部位

打开开关要领： 用挑刺方法打开开关。

方案二：由他位因素引起的坐骨神经痛，

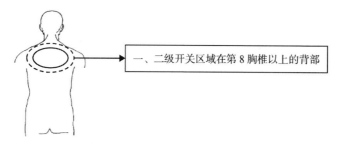

一、二级开关区域在第8胸椎以上的背部

打开开关要领：

（1）用点刺方法打开一级开关，用挑刺方法打开二级开关。

（2）先打开背部的开关，再根据症状变化情况，酌情打开方案一中的开关。

方案三：由他位因素引起的坐骨神经痛

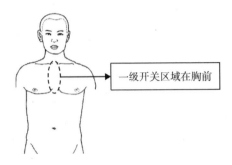

一级开关区域在胸前

打开开关要领：

（1）用点刺方法打开开关。

（2）先打开胸前的开关，再根据症状变化情况，酌情打开方案一中的开关。

方案四：由他位因素引起的坐骨神经痛

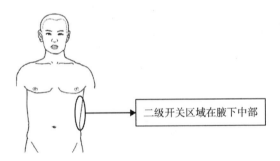

二级开关区域在腋下中部

打开开关要领：

（1）用挑刺方法打开开关。

（2）先打开腋下中部的开关，再根据症状变化情况，酌情打开方案一中的开关。

注意事项：

（1）打开开关时手法要轻柔，要有耐心。

（2）打开胸前一级开关时，需捏起皮肤操作。

（3）二级开关区域大部分瘀堵都很严重，打开开关时会很痛，嘱咐患者稍微忍耐一下，必要时中途稍作休息再操作。随着垃圾物质的不断排出，操作部位的疼痛会逐渐减轻、消失。

建议：

（1）操作时间，以症状明显缓解甚至消失为准。

（2）修复期间不宜涂抹、贴敷其他药物，否则影响垃圾物质的排出。

■ 60. 修复肘尖痛、手臂外侧痛、肩内侧痛

肘尖痛多发生在肘关节外侧尖部或内侧尖部，主要因肘关节长期慢性负重活动或着凉所致，肘关节部位筋膜有炎性渗出，导致炎性改变，产生局部疼痛和轻度红肿，触及局部压痛明显，严重的甚至会影响到肘关节屈伸、负重活动。

找开关要领：

（1）开关位置：右肘尖痛、手臂外侧痛、肩内侧痛的一、二级开关都有。一级开关区域在第10胸椎以上的背部、腹部、胸前，二级开关区域在肘尖、手臂外侧、肩内侧、胸前、第10胸椎以上的背部。

（2）找开关的方法：通过触诊、动诊、探诊找到一级开关，通过探诊、问诊找到二级开关。

方案一：由本位因素引起的肘尖痛、手臂外侧痛、肩内侧痛

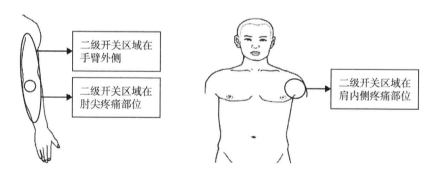

打开开关要领： 用挑刺方法打开开关。

方案二：由他位因素引起的肘尖痛、手臂外侧痛、肩内侧痛

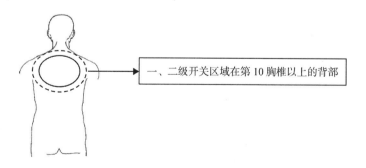

打开开关要领：

（1）用点刺方法打开一级开关，用挑刺方法打开二级开关。

（2）先打开背部的开关，再根据症状变化情况，酌情打开方案一中的开关。

方案三：由他位因素引起的肘尖痛、手臂外侧痛、肩内侧痛

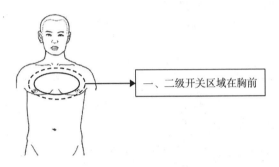
一、二级开关区域在胸前

打开开关要领：

（1）用点刺方法打开一级开关，用挑刺方法打开二级开关。

（2）先打开胸前的开关，再根据症状变化情况，酌情打开方案一中的开关。

方案四：由他位因素引起的肘尖痛、手臂外侧痛、肩内侧痛

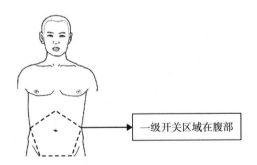
一级开关区域在腹部

打开开关要领：

（1）用点刺方法打开开关。

（2）先打开腹部的开关，再根据症状变化情况，酌情打开方案一中的开关。

注意事项：

（1）打开开关时手法要轻柔，要有耐心。

（2）打开胸腔一级开关时，需捏起皮肤操作。

（3）二级开关区域大部分瘀堵都很严重，打开开关时会很痛，嘱咐患者稍微忍耐一下，必要时中途稍作休息再操作。随着垃圾物质的不断排出，操作部位的疼痛会逐渐减轻、消失。

建议：

（1）操作时间，以症状明显缓解甚至消失为准。

（2）修复期间，注意休息，尽量避免搬重物或剧烈运动。

（3）修复期间不宜涂抹、贴敷其他药物，否则影响垃圾物质的排出。

■ 61. 修复风湿指

风湿病的中医病因主要有经络空虚、邪犯经络、痰瘀阻络及肝肾亏虚等，病机以邪痹经络、肝肾气血亏虚、痰瘀互结、虚实夹杂证为主，主要表现为疼痛和弯曲困难。

找开关要领：

（1）开关位置：风湿指的一、二级开关都有。一级开关区域在第 8 胸椎以上的背部、腹部，二级开关区域在手指疼痛部位及其周围。

（2）找开关的方法：通过触诊、探诊找到一级开关，通过探诊、问诊找到二级开关。

方案一：由本位因素引起的风湿指

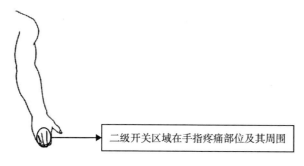

二级开关区域在手指疼痛部位及其周围

打开开关要领： 用挑刺方法打开开关。

方案二：由他位因素引起的风湿指。

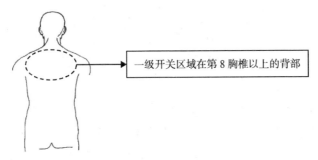

一级开关区域在第 8 胸椎以上的背部

打开开关要领：

（1）用点刺方法打开开关。

（2）先打开背部的开关，再根据症状变化情况，酌情打开方案一中的开关。

方案三：由他位因素引起的风湿指。

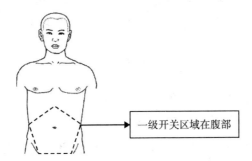

一级开关区域在腹部

打开开关要领：

（1）用点刺方法打开开关。

（2）先打开腹部的开关，再根据症状变化情况，酌情打开方案一中的开关。

注意事项：

（1）打开开关时手法要轻柔，要有耐心。

（2）二级开关区域大部分瘀堵都很严重，打开开关时会很痛，嘱咐患者稍微忍耐一下，必要时中途稍作休息再操作。随着垃圾物质的不断排出，操作部位的疼痛会逐渐减轻、消失。

建议：

（1）操作时间，以症状明显缓解甚至消失为准。

（2）避免长时间接触冷水，保持手部干爽。

（3）修复期间不宜涂抹、贴敷其他药物，否则影响垃圾物质的排出。

■ 62. 修复疲劳

疲劳属于一种异常状态。患者的疲倦感呈持续性，并且不会随休息而得到缓解，甚至可能加重。中医将持续性的身体疲劳称为虚损，是由禀赋不足、后天失调、病久失养、经络内伤、久虚不复等原因导致的脏腑亏损、气血阴阳不足，是多种慢性衰弱性疾病的总称。

找开关要领：

（1）开关位置：疲劳的一、二级开关都有。一级开关区域在第10胸椎以上的背部、胸前，二级开关区域在头部、第10胸椎以上的背部、胸前、小腿肚。

（2）找开关的方法：通过触诊、探诊找到一级开关，通过探诊找到二级开关。

方案一：由他位因素引起的疲劳

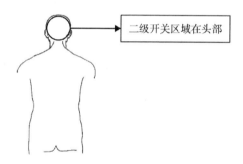

打开开关要领： 用挑刺方法打开开关。

方案二：由他位因素引起的疲劳

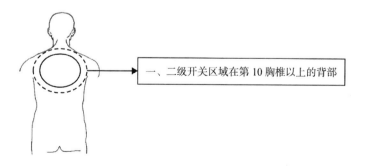

打开开关要领：

（1）用点刺方法打开一级开关，用挑刺方法打开二级开关。

（2）先打开背部的开关，再根据症状变化情况，酌情打开方案一中的开关。

方案三：由他位因素引起的疲劳。

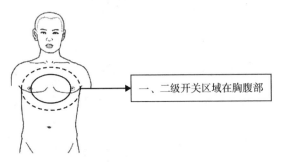
一、二级开关区域在胸腹部

打开开关要领：

（1）用点刺方法打开一级开关，用挑刺方法打开二级开关。

（2）先打开胸腹部的开关，再根据症状变化情况，酌情打开方案一中的开关。

方案四：由他位因素引起的疲劳

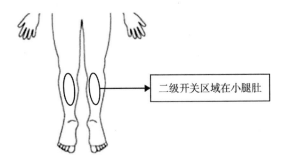
二级开关区域在小腿肚

打开开关要领：

（1）用挑刺方法打开开关。

（2）先打开小腿部的开关，再根据症状变化情况，酌情打开方案一中的开关。

注意事项：

（1）打开开关时手法要轻柔，要有耐心。

（2）打开胸腔一级开关时，需捏起皮肤操作。

（3）二级开关区域大部分瘀堵都很严重，打开开关时会很痛，嘱咐患者稍微忍耐一下，必要时中途稍作休息再操作。随着垃圾物质的不断排出，操作部位的疼痛会逐渐减轻、消失。

建议：

（1）操作时间，以症状明显缓解甚至消失为准。

（2）疲劳往往是很多重大疾病的前兆，必须引起足够重视。

（3）劳逸结合，注意休息。

■ 63. 修复慢性鼻炎、鼻腔干燥

慢性鼻炎是耳鼻喉科中最常见的一种慢性炎症性疾病，主要表现为鼻塞、流涕、打喷嚏，还会引发头痛。鼻腔干燥是由于鼻子受到外界环境刺激而引起的症状，轻者会感到疼痛，重者稍微一碰就会出血。

找开关要领：

（1）开关位置：慢性鼻炎、鼻腔干燥的一、二级开关都有。一级开关区域在第8胸椎以上的背部、鼻梁及其周围，二级开关区域在头颈结合部位、颧骨下方、软腭、鼻梁及其周围、鼻腔内壁。

（2）找开关的方法：通过触诊、探诊找到一级开关，通过探诊、问诊找到二级开关。

方案一：由本位因素引起的慢性鼻炎、鼻腔干燥

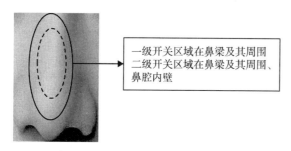

一级开关区域在鼻梁及其周围
二级开关区域在鼻梁及其周围、鼻腔内壁

打开开关要领：

（1）用点刺方法打开一级开关，用挑刺方法打开二级开关。

（2）先打开鼻梁上的开关，再根据症状变化情况，酌情打开鼻腔内壁的二

级开关。

方案二：由他位因素引起的慢性鼻炎、鼻腔干燥

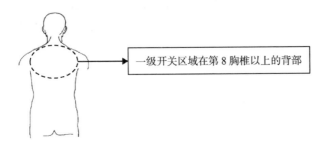

一级开关区域在第 8 胸椎以上的背部

打开开关要领：

（1）用点刺方法打开开关。

（2）先打开背部开关，再根据症状变化情况，酌情打开方案一中的开关。

方案三：由他位因素引起的慢性鼻炎、鼻腔干燥

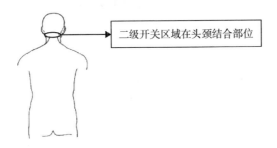

二级开关区域在头颈结合部位

打开开关要领：

（1）用挑刺方法打开开关。

（2）先打开头颈结合部位的开关，再根据症状变化情况，酌情打开方案一中的开关。

方案四：由他位因素引起的慢性鼻炎、鼻腔干燥

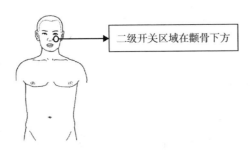

二级开关区域在颧骨下方

打开开关要领：

（1）用挑刺方法打开开关。

（2）先打开颧骨下方的开关，再根据症状变化情况，酌情打开方案一中的开关。

方案五：由他位因素引起的慢性鼻炎、鼻腔干燥

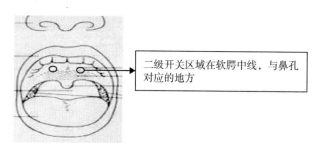

打开开关要领：

（1）用挑刺方法打开开关。

（2）先打开软腭部位的开关，再根据症状变化情况，酌情打开方案一中的开关。

注意事项：

（1）软腭和鼻腔内壁不太方便操作，建议把针插进棉签里，针尖露出0.5 cm，针尾用胶带固定在棉签上，轻点几下即可。

（2）软腭和鼻腔内壁的皮肤很薄，手法一定要轻，点到为止。

（3）打开开关时手法要轻柔，要有耐心。

（4）二级开关区域大部分瘀堵都很严重，打开开关时会很痛，嘱咐患者稍微忍耐一下，必要时中途稍作休息再操作。随着垃圾物质的不断排出，操作部位的疼痛会逐渐减轻、消失。

建议：

（1）操作时间，以症状明显缓解甚至消失为准。

■ 64. 修复足弓紧

足弓紧是临床常见的脚部症状，实际上就是足底的跖筋膜炎，或者叫足底的筋膜炎。因过度运动、跑跳等原因，导致足弓处的跖筋膜主体韧带出现了拉

伤、损伤，导致了足弓处发紧。

找开关要领：

（1）开关位置：足弓紧的一、二级开关都有。一级开关区域在第8胸椎以上的背部、腹部，二级开关区域在足弓部位。

（2）找开关的方法：通过触诊、探诊、动诊找到一级开关，通过探诊、问诊找到二级开关。

方案一：由本位因素引起的足弓紧

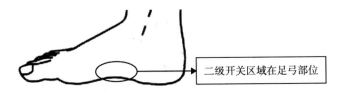

打开开关要领： 用挑刺方法打开开关。

方案二：由他位因素引起的足弓紧

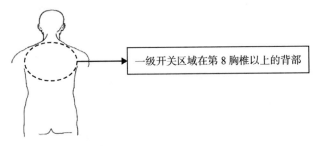

打开开关要领：

（1）用点刺方法打开开关。

（2）先打开背部的开关，再根据症状变化情况，酌情打开方案一中的开关。

方案三：由他位因素引起的足弓紧

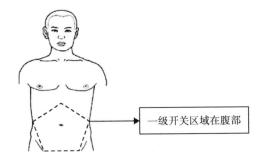

打开开关要领：

（1）用点刺方法打开开关。

（2）先打开腹部的开关，再根据症状变化情况，酌情打开方案一中的开关。

注意事项：

（1）打开开关时手法要轻柔，要有耐心。

（2）二级开关区域大部分瘀堵都很严重，打开开关时会很痛，嘱咐患者稍微忍耐一下，必要时中途稍作休息再操作。随着垃圾物质的不断排出，操作部位的疼痛会逐渐减轻、消失。

建议：

（1）操作时间，以症状明显缓解甚至消失为准。

（2）不要经常性牵拉足弓部位。

（3）尽量减少穿高跟鞋的时间。

■ 65. 修复慢性咽炎

慢性咽炎为咽黏膜、黏膜下及淋巴组织的慢性炎症。

找开关要领：

（1）开关位置：慢性咽炎的一、二级开关都有。一级开关区域在第 10 胸椎以上的背部、胸前、咽喉部，无名指指甲下方（相当于关冲穴的位置）。二级开关区域在咽喉部、胸前、小腹二分之一处与耻骨上沿之间。

（2）找开关的方法：通过触诊、探诊、动诊找到一级开关，通过探诊找到二级开关。

方案一：由本位因素引起的慢性咽炎

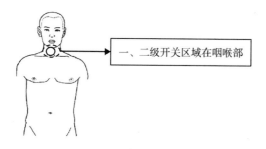

一、二级开关区域在咽喉部

打开开关要领：

（1）用点刺方法打开一级开关，用挑刺方法打开二级开关。

（2）先打开咽喉部位的一级开关，再根据症状变化情况，酌情打开咽喉部位的二级开关。

方案二：由他位因素引起的慢性咽炎

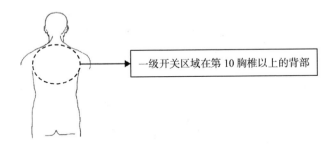

打开开关要领：

（1）用点刺方法打开开关。

（2）先打开背部的开关，再根据症状变化情况，酌情打开方案一中的开关。

方案三：由他位因素引起的慢性咽炎

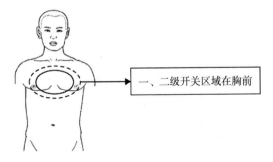

打开开关要领：

（1）用点刺方法打开开关。

（2）先打开胸前的开关，再根据症状变化情况，酌情打开方案一中的开关。

方案四：由他位因素引起的慢性咽炎

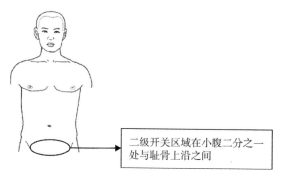

二级开关区域在小腹二分之一处与耻骨上沿之间

打开开关要领：

（1）用挑刺方法打开开关。

（2）先打开小腹部开关，再根据症状变化情况，酌情打开方案一中的开关。

方案五：由他位因素引起的慢性咽炎

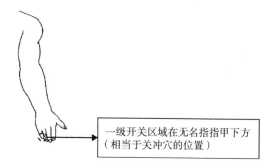

一级开关区域在无名指指甲下方（相当于关冲穴的位置）

打开开关要领：

（1）用点刺方法打开开关。

（2）先打开无名指上的开关，再根据症状变化情况，酌情打开方案一中的开关。

注意事项：

（1）打开开关时手法要轻柔，要有耐心。

（2）打开胸前和咽喉部的一级开关时，需捏起皮肤操作。

（3）二级开关区域大部分瘀堵都很严重，打开开关时会很痛，嘱咐患者稍微忍耐一下，必要时中途稍作休息再操作。随着垃圾物质的不断排出，操作部位的疼痛会逐渐减轻、消失。

建议：

（1）优先选用方案四或方案五。

（2）操作时间，以症状明显缓解甚至消失为准。

（3）后续修复，酌情处理。

（4）少喝黑茶。

66. 修复胃堵、胃胀

胃堵、胃胀在临床上可见于多种消化系统疾病，包括消化不良、消化性溃疡、胃炎、胃食管反流、功能性胃病，以及胃神经官能症和胃部的恶性病变等。

找开关要领：

（1）开关位置：胃堵、胃胀的一、二级开关都有。一级开关区域在第11胸椎以上的背部，二级开关区域在上腹部、第8-11胸椎之间的背部。

（2）找开关的方法：通过触诊、探诊找到一级开关，通过探诊、问诊找到二级开关。

方案一：由本位因素引起的胃堵、胃胀

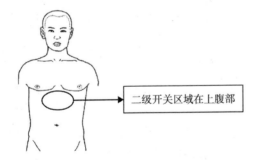

二级开关区域在上腹部

打开开关要领： 用挑刺方法打开开关。

方案二：由他位因素引起的胃堵、胃胀

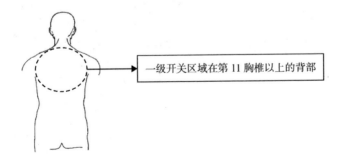

一级开关区域在第11胸椎以上的背部

打开开关要领：

（1）用点刺方法打开开关。

（2）先打开背部的开关，再根据症状变化情况，酌情打开方案一中的开关。

方案三：由他位因素引起的胃堵、胃胀

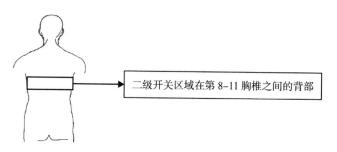

打开开关要领：

（1）用挑刺方法打开开关。

（2）先打开背部的开关，再根据症状变化情况，酌情打开方案一中的开关。

注意事项：

（1）打开开关时手法要轻柔，要有耐心。

（2）二级开关区域大部分瘀堵都很严重，打开开关时会很痛，嘱咐患者稍微忍耐一下，必要时中途稍作休息再操作。随着垃圾物质的不断排出，操作部位的疼痛会逐渐减轻、消失。

建议：

（1）操作时间，以症状明显缓解甚至消失为准。

（2）注意饮食清淡，少食多餐，避免过饱饮食及暴饮暴食，避免油腻、油炸、生冷、辛辣、刺激、过甜、过酸和不易消化的食物，忌烟酒、浓茶、咖啡等。

（3）保持良好心态。

■ 67. 修复头热

头热，即头部自觉发热，《素问·通评虚实论》中即有"头热"的记载。后世常与"面热"并提，称"头面热"。头热，但不发烧，头闷，感觉脑袋不清楚。

找开关要领：

（1）开关位置：头热的一、二级开关都有。一级开关区域在第 10 胸椎以上的背部，二级开关区域在头部、颧骨下方、胸前。

（2）找开关的方法：通过触诊、探诊找到一级开关，通过探诊、问诊找到二级开关。

方案一：由本位因素引起的头热

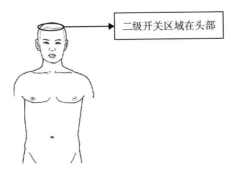

打开开关要领： 用挑刺方法打开开关。

方案二：由他位因素引起的头热

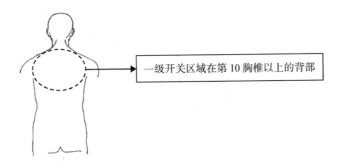

打开开关要领：

（1）用点刺方法打开开关。

（2）先打开背部的开关，再根据症状变化情况，酌情打开方案一中的开关。

方案三：由他位因素引起的头热

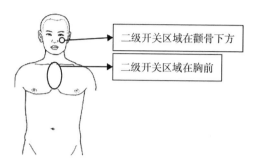

打开开关要领：

（1）用挑刺方法打开开关。

（2）先打开胸前、颧骨下方的开关，再根据症状变化情况，酌情打开方案一中的开关。

注意事项：

（1）打开开关时手法要轻柔，要有耐心。

（2）打开胸腔一级开关时，需捏起皮肤操作。

（3）二级开关区域大部分瘀堵都很严重，打开开关时会很痛，嘱咐患者稍微忍耐一下，必要时中途稍作休息再操作。随着垃圾物质的不断排出，操作部位的疼痛会逐渐减轻、消失。

建议：

（1）操作时间，以症状明显缓解甚至消失为准。

■ 68.修复失眠

失眠是指无法入睡或无法保持睡眠状态，导致睡眠不足，又称入睡和维持睡眠障碍，由各种原因引起入睡困难、睡眠深度或频度过短、早醒及睡眠时间不足或质量差等，是一种常见病。

找开关要领：

（1）开关位置：失眠只有二级开关，开关区域根据方案类型划分。

（2）找开关的方法：通过探诊找到二级开关。

方案一：头脑清醒，不想睡觉

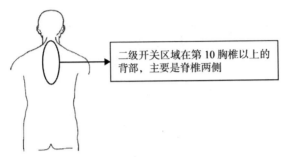

打开开关要领：用挑刺方法打开开关。

方案二：入睡困难，容易醒

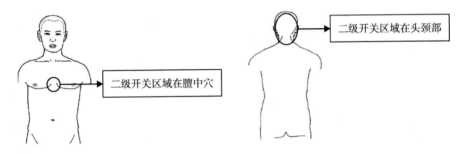

打开开关要领：

（1）用挑刺方法打开开关。

（2）先打开膻中穴的开关，再打开颈部的开关，最后打开头部的开关。

方案三：辗转反侧，入睡困难

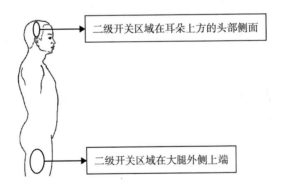

打开开关要领：

（1）用挑刺方法打开开关。

（2）先打开腿部的开关，再打开头部的开关。

方案四：心烦，入睡困难

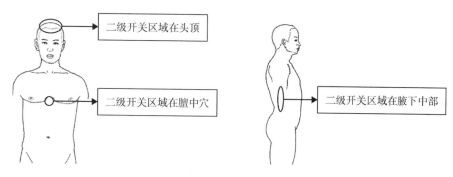

打开开关要领：

（1）用挑刺方法打开开关。

（2）先打开膻中穴的开关，再打开腋下的开关，最后打开头部的开关。

注意事项：

（1）打开开关时手法要轻柔，要有耐心。

（2）二级开关区域大部分瘀堵都很严重，打开开关时会很痛，嘱咐患者稍微忍耐一下，必要时中途稍作休息再操作。随着垃圾物质的不断排出，操作部位的疼痛会逐渐减轻、消失。

建议：

（1）操作时间，以症状明显缓解甚至消失为准。

（2）晚上少吃一点，九点后不宜进食。

（3）晚上不喝茶或咖啡。

（4）尽量十一点前上床睡觉。

■ 69. 修复医美问题——祛痣、祛疤痕

找开关要领：

（1）开关位置：祛痣、祛疤痕只有二级开关。二级开关区域在长痣或者有疤痕的部位及其周围。

（2）找开关的方法：通过问诊、望诊找到二级开关。

举例：面部痣点

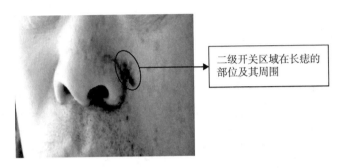

二级开关区域在长痣的部位及其周围

打开开关要领：用挑刺方法打开开关。

举例：疤痕在手臂上

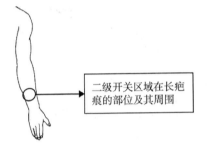

二级开关区域在长疤痕的部位及其周围

打开开关要领：用挑刺方法打开开关。

注意事项：打开开关时手法要轻柔，要有耐心。

建议：

（1）每天操作一次，大约5分钟，一般6天左右会自然脱落或消失。

■ 70.修复肠易激综合征

肠易激综合征是一组持续或间歇发作，以腹痛、腹胀、排便习惯和（或）大便性状改变为临床表现，缺乏胃肠道结构和生化异常的肠道功能紊乱性疾病。

找开关要领：

（1）开关位置：肠易激综合征一般是二级开关。二级开关区域在胸前、肚脐周围、小腹二分之一处与耻骨上沿之间。

（2）找开关的方法：通过触诊、探诊找到二级开关。

方案一：由本位因素引起的肠易激综合征

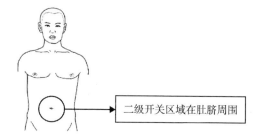

二级开关区域在肚脐周围

打开开关要领：用挑刺方法打开开关。

方案二：由他位因素引起的肠易激综合征

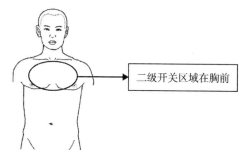

二级开关区域在胸前

打开开关要领：

（1）用挑刺方法打开开关。

（2）先打开胸前的开关，再根据症状变化情况，酌情打开方案一中的开关。

方案三：由他位因素引起的肠易激综合征

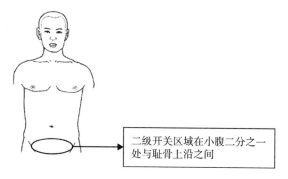

二级开关区域在小腹二分之一处与耻骨上沿之间

打开开关要领：

（1）用挑刺方法打开开关。

（2）先打开小腹部的开关，再根据症状变化情况，酌情打开方案一中的开关。

注意事项：

（1）打开开关时手法要轻柔，要有耐心。

（2）二级开关区域大部分瘀堵都很严重，打开开关时会很痛，嘱咐患者稍微忍耐一下，必要时中途稍作休息再操作。随着垃圾物质的不断排出，操作部位的疼痛会逐渐减轻、消失。

建议：

（1）操作时间，以症状明显缓解甚至消失为准。

（2）保持心态平和，心情舒畅。

71. 修复银屑病

银屑病是一种常见的慢性皮肤病，其特征是在红斑上反复出现多层银白色干燥鳞屑，俗称牛皮癣，古代中医称之为"白疕"。

找开关要领：

（1）开关位置：银屑病的一级、二级开关都有。一级开关在第11胸椎以上的背部，二级开关在患银屑病的部位。

（2）找开关的方法：通过触诊找到一级开关，通过望诊、问诊找到二级开关。

举例：右下手臂患银屑病

方案一：由本位因素引起的银屑病

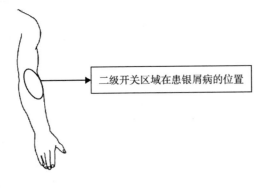

打开开关要领：用点刺和挑刺方法打开开关。

方案二：由他位因素引起的银屑病

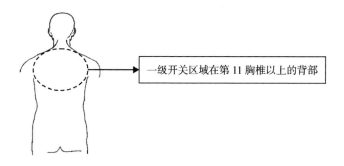

一级开关区域在第 11 胸椎以上的背部

打开开关要领：

（1）用点刺方法打开开关。

（2）先打开背部的开关，再打开方案一中的开关。

注意事项：

（1）银屑病的操作手法可以重一点，通常点刺和挑刺交替使用，最好能让表皮出点血。

（2）开关以方案一中的为主，方案二中的开关打开一两次就可以了。

建议：

（1）需要坚持修复一段时间。

（2）注意日常饮食。

■ 72. 修复痛风

痛风是一种由于人体嘌呤生物合成代谢增加，尿酸产生过多或尿酸排泄不良而致血中尿酸升高，尿酸盐结晶沉积在关节滑膜、滑囊、软骨及其他组织中而引起的反复发作性炎性疾病。

中医认为痛是由不通导致的，即中医所说的"通则不痛，痛则不通"，而风则是风邪、风恶、风毒。

找开关要领：

（1）开关位置：痛风的一、二级开关都有。一级开关区域在第 10 胸椎以上的背部、腹部，二级开关区域在红肿疼痛部位及其周围、小腿肚凹陷部位

（相当于筑宾穴及其周围）。

（2）找开关的方法：通过触诊、动诊、探诊找到一级开关，通过探诊、望诊、问诊找到二级开关。

举例：痛风部位在大脚趾关节部位

方案一：由本位因素引起的痛风

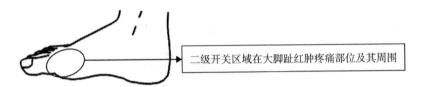

二级开关区域在大脚趾红肿疼痛部位及其周围

打开开关要领：用挑刺方法打开开关。

方案二：由他位因素引起的痛风

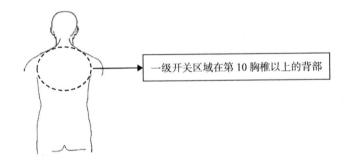

一级开关区域在第10胸椎以上的背部

打开开关要领：

（1）用点刺方法打开开关。

（2）先打开背部的开关，再根据症状变化情况，酌情打开方案一中的开关。

方案三：由他位因素引起的痛风

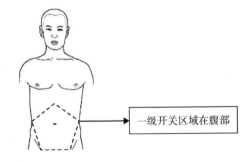

一级开关区域在腹部

打开开关要领：

（1）用点刺方法打开开关。

（2）先打开腹部的开关，再根据症状变化情况，酌情打开方案一中的开关。

方案四：由他位因素引起的痛风

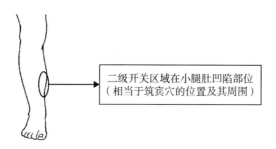

打开开关要领：

（1）用挑刺方法打开开关。

（2）先打开小腿部位的开关，再根据症状变化情况，酌情打开方案一中的开关。

注意事项：

（1）打开开关时手法要轻柔，要有耐心。

（2）脚趾红肿疼痛部位很敏感，要嘱咐患者放松配合。

（3）二级开关区域大部分瘀堵都很严重，打开开关时会很痛，嘱咐患者稍微忍耐一下，必要时中途稍作休息再操作。随着垃圾物质的不断排出，操作部位的疼痛会逐渐减轻、消失。

建议：

（1）操作时间，以症状明显缓解甚至消失为准。

（2）注意饮食，忌油腻、海鲜、啤酒等食品。

■ 73. 修复舌尖溃疡

舌尖溃疡是口腔溃疡的一种，民间称为"口腔上火"或"口疮"，可在舌尖处出现单个或多个大小不等的圆形或椭圆形溃疡，表面覆盖灰白或黄色假膜，中央凹陷，边界清晰，周围黏膜红而微肿，溃疡局部灼痛明显。

找开关要领：

（1）开关位置：舌尖溃疡的一、二级开关都有。一级开关区域在第8胸椎以上的背部，二级开关区域在舌尖长溃疡的部位及其周围。

（2）找开关的方法：通过触诊找到一级开关，通过问诊、望诊找到二级开关。

方案一：由本位因素引起的舌尖溃疡

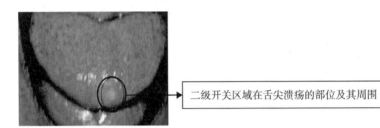

二级开关区域在舌尖溃疡的部位及其周围

打开开关要领：用挑刺方法打开开关。

方案二：由他位因素引起的舌尖溃疡

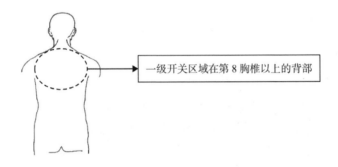

一级开关区域在第8胸椎以上的背部

打开开关要领：

（1）用点刺方法打开开关。

（2）先打开背部的开关，再根据症状变化情况，酌情打开方案一中的开关。

注意事项：

（1）打开开关时手法要轻柔，要有耐心。

（2）舌尖部位非常敏感，嘱咐患者一定要放松，轻点几下即可。

建议：

（1）操作时间，以症状明显缓解甚至消失为准。

（2）忌高温或刺激性太大的食物。

■ 74. 修复胃空、易饥

总感觉胃空空的，可能是胃溃疡引起的。多食易饥，《黄帝内经》称为"消谷善饥"，《伤寒论》称为"消谷喜饥"，《杂病源流犀烛》称为"好食易饥"。其本质意义是一致的，是指病人进食量多且易饥饿的一种状态。

找开关要领：

（1）开关位置：胃空、易饥的一、二级开关都有。一级开关区域在第10胸椎以上的背部、胸腹部，二级开关区域在胸腹部。

（2）找开关的方法：通过触诊找到一级开关，通过探诊找到二级开关。

方案一：由本位因素引起的胃空、易饥

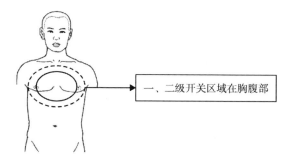

一、二级开关区域在胸腹部

打开开关要领：

（1）用点刺方法打开一级开关，用挑刺方法打开二级开关。

（2）先打开胸腹部的一级开关，再根据症状变化情况，酌情打开胸腹部的二级开关。

方案二：由他位因素引起的胃空、易饥

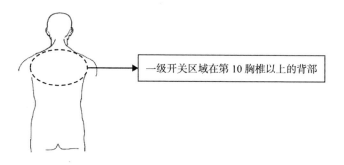

一级开关区域在第10胸椎以上的背部

打开开关要领：

（1）用点刺方法打开开关。

（2）先打开背部的开关，再根据症状变化情况，酌情打开方案一中的开关。

注意事项：

（1）打开开关时手法要轻柔，要有耐心。

（2）打开胸前一级开关时，需捏起皮肤操作。

（3）二级开关区域大部分瘀堵都很严重，打开开关时会很痛，嘱咐患者稍微忍耐一下，必要时中途稍作休息再操作。随着垃圾物质的不断排出，操作部位的疼痛会逐渐减轻、消失。

建议：

（1）操作时间，以症状明显缓解甚至消失为准。

■ 75. 修复痔疮、便血、肛门刺痛、肛门痒

痔疮，是临床上一种最常见的肛门疾病，常言道"十男九痔""十女十痔"，可见痔疮患者群之广泛。根据发生部位的不同，痔可分为内痔、外痔和混合痔。

找开关要领：

（1）开关位置：痔疮的一、二级开关都有。一级开关区域在第8胸椎以上的背部，二级开关区域在肛门周围、肘横纹下方一寸的部位（相当于孔最穴周围）、右阳溪穴下0.5寸的部位、小腹二分之一处与耻骨上沿之间、第8胸椎以上的背部，头颈结合部位。

（2）找开关的方法：通过触诊、探诊找到一级开关，通过探诊找到二级开关。

方案一：由本位因素引起的痔疮

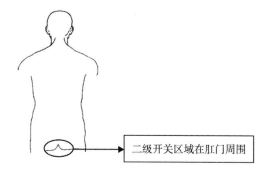

打开开关要领：用挑刺方法打开开关。

方案二：由他位因素引起的痔疮

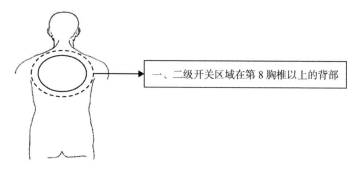

打开开关要领：

（1）用点刺方法打开一级开关，用挑刺方法打开二级开关。

（2）先打开背部的开关，再根据症状变化情况，酌情打开方案一中的开关。

方案三：由他位因素引起的痔疮

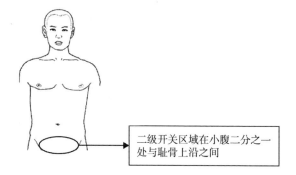

打开开关要领：

（1）用挑刺方法打开开关。

（2）先打开小腹部的开关，再根据症状变化情况，酌情打开方案一中的开关。

方案四：由他位因素引起的痔疮

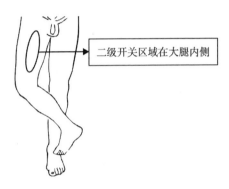

打开开关要领：

（1）用挑刺方法打开开关。

（2）先打开大腿内侧的开关，再根据症状变化情况，酌情打开方案一中的开关。

方案五：由他位因素引起的痔疮

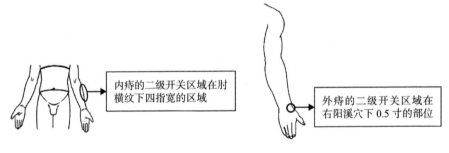

打开开关要领：

（1）用挑刺方法打开开关。

（2）内痔：先打开肘横纹下方的开关，再根据症状变化情况，酌情打开方案一中的开关。

（3）外痔：先打开右阳溪穴部位的开关，再根据症状变化情况，酌情打开方案一中的开关。

注意事项：

（1）打开开关时手法要轻柔，要有耐心。

（2）隐私部位的皮肤非常敏感，手法需格外轻柔，并嘱咐患者积极配合。

（3）有内、外痔区分的开关，需按照要求打开。

（4）二级开关区域大部分瘀堵都很严重，打开开关时会很痛，嘱咐患者稍微忍耐一下，必要时中途稍作休息再操作。随着垃圾物质的不断排出，操作部位的疼痛会逐渐减轻、消失。

建议：

（1）操作时间，以症状明显缓解甚至消失为准。

（2）少吃刺激性或油腻食物。

（3）洗澡或冲洗肛门后，需把肛门周围擦干。

（4）修复期间不宜涂抹其他药物，否则影响垃圾物质排出。

■ 76. 修复肺炎

肺炎是由细菌或病毒等病原体引起的肺部感染，常伴有发热、咳嗽、咳痰等典型症状。老年肺炎症状多不典型，常缺乏明显呼吸系统症状，而病情进展快，易发生漏诊、错诊。首发症状多为呼吸急促及呼吸困难，或有意识障碍、嗜睡、脱水、食欲减退等。

找开关要领：

（1）开关位置：肺炎的一、二级开关都有。一级开关区域在第10胸椎以上的背部、胸前，二级开关区域在第10胸椎以上的背部、胸前、小腹二分之一处与耻骨上沿之间。

（2）找开关的方法：通过触诊、探诊找到一级开关，通过探诊、问诊找到二级开关。

方案一：由本位因素引起的肺炎

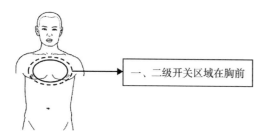

一、二级开关区域在胸前

打开开关要领：

（1）用点刺方法打开一级开关，用挑刺方法打开二级开关。

（2）先打开胸前的一级开关，再根据症状变化情况，酌情打开胸前的二级开关。

方案二：由他位因素引起的肺炎

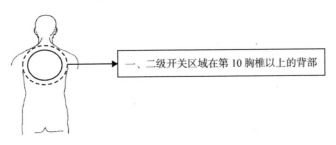
一、二级开关区域在第10胸椎以上的背部

打开开关要领：

（1）用点刺方法打开一级开关，用挑刺方法打开二级开关。

（2）先打开背部的开关，再根据症状变化情况，酌情打开方案一中的二级开关。

方案三：由他位因素引起的肺炎

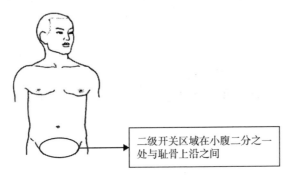
二级开关区域在小腹二分之一处与耻骨上沿之间

打开开关要领：

（1）用挑刺方法打开开关。

（2）先打开小腹部位的开关，再根据症状变化情况，酌情打开方案一中的二级开关。

注意事项：

（1）打开开关时手法要轻柔，要有耐心。

（2）打开胸前一级开关时，需捏起皮肤操作。

（3）二级开关区域大部分瘀堵都很严重，打开开关时会很痛，嘱咐患者稍微忍耐一下，必要时中途稍作休息再操作。随着垃圾物质的不断排出，操作部位的疼痛会逐渐减轻、消失。

建议：

（1）先打开方案三中的开关，再打开方案一中的二级开关。

（2）操作时间，以症状明显缓解甚至消失为准。

（3）修复期间，不宜吃蛋黄，忌寒凉食物。

（4）如有不适，请及时去医院就诊。

■ 77. 修复鼻窦炎

一个或多个鼻窦发生炎症称为鼻窦炎，累及的鼻窦包括上颌窦、筛窦、额窦和蝶窦，是一种在人群中发病率较高的疾病，常影响患者生活质量。鼻窦炎可分为急性和慢性两种。急性鼻窦炎多由上呼吸道感染引起，细菌与病毒感染可同时并发。慢性鼻窦炎较急性者多见，常为多个鼻窦同时受累。

找开关要领：

（1）开关位置：鼻窦炎的一、二级开关都有。一级开关区域在第8胸椎以上的背部，二级开关区域在胸前、颧骨下方、头部前顶。

（2）找开关的方法：通过触诊、探诊找到一级开关，通过探诊找到二级开关。

方案一：由本位因素引起的鼻窦炎

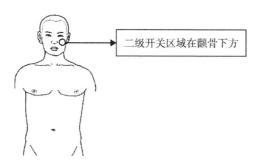

二级开关区域在颧骨下方

打开开关要领： 用挑刺方法打开开关。

方案二：由他位因素引起的鼻窦炎

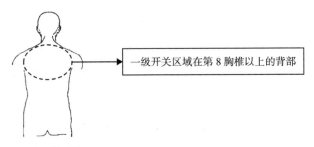

打开开关要领：

（1）用点刺方法打开开关。

（2）先打开背部的开关，再根据症状变化情况，酌情打开方案一中的开关。

方案三：由他位因素引起的鼻窦炎

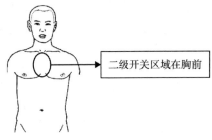

打开开关要领：

（1）用挑刺方法打开开关。

（2）先打开胸前的开关，再根据症状变化情况，酌情打开方案一中的开关。

方案四：由他位因素引起的鼻窦炎

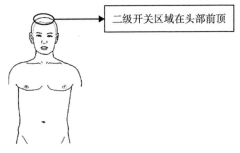

打开开关要领：

（1）用挑刺方法打开开关。

（2）先打开头部前顶的开关，再根据症状变化情况，酌情打开方案一中的开关。

注意事项：

（1）打开开关时手法要轻柔，要有耐心。

（2）二级开关区域大部分瘀堵都很严重，打开开关时会很痛，嘱咐患者稍微忍耐一下，必要时中途稍作休息再操作。随着垃圾物质的不断排出，操作部位的疼痛会逐渐减轻、消失。

建议：

（1）操作时间，以症状明显缓解甚至消失为准。

■ 78. 修复筋紧，增强体能

从中医学来说，筋络和气血循环是相辅相成的，筋结松解，五脏六腑舒展，更加延年益寿。《黄帝内经》中明确记载："骨正筋柔，气血以流。"故而松筋可增强体能。

找开关要领：

（1）开关位置：松筋、增强体能的一、二级开关都有。一级开关区域在第11胸椎以上的背部，二级开关区域在双腿后面。

（2）找开关的方法：通过触诊找到一级开关，通过探诊找到二级开关。

方案一：由本位因素引起的筋紧、增强体能

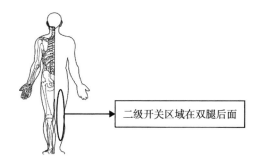

打开开关要领： 用挑刺方法打开开关。

方案二：由他位因素引起的筋紧、增强体能

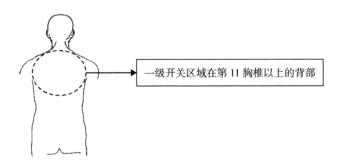

一级开关区域在第11胸椎以上的背部

打开开关要领：

（1）用点刺方法打开开关。

（2）先打开背部开关，再根据症状变化情况，酌情打开大腿后面的开关。

注意事项：

（1）打开开关时手法要轻柔，要有耐心。

（2）一般情况下只需打开方案二的开关。对于经常运动、锻炼或拉筋的患者，先打开方案一的开关，再打开方案二的开关，有时方案一和方案二可交替操作，根据具体情况而定。

（3）二级开关区域大部分瘀堵都很严重，打开开关时会很痛，嘱咐患者稍微忍耐一下，必要时中途稍作休息再操作。随着垃圾物质的不断排出，操作部位的疼痛会逐渐减轻、消失。

建议：

（1）操作时间，以症状明显缓解甚至消失为准。

（2）保持正确的站姿、坐姿。

■ 79.修复扁桃体肿大、扁桃体炎

扁桃体肿大和扁桃体炎是发生于人体扁桃体的常见的感染性疾病，多发于季节更替之际，春、秋两季气温变化时或流感多发季节最多见，常见于儿童，主要表现为咽干、咽痛、咽痒、红肿、吞咽困难等。

找开关要领：

（1）开关位置：扁桃体肿大、扁桃体炎的一、二级开关都有。一级开关区域

在第 10 胸椎以上的背部、胸前，二级开关区域在扁桃体肿大的部位及其周围。

（2）找开关的方法：通过触诊、探诊找到一级开关，通过探诊、望诊找到二级开关。

方案一：由本位因素引起的扁桃体肿大、扁桃体炎

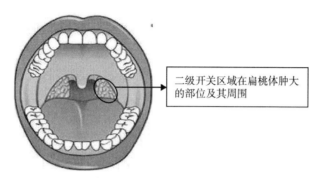

打开开关要领：用挑刺方法打开开关。

方案二：由他位因素引起的扁桃体肿大、扁桃体炎

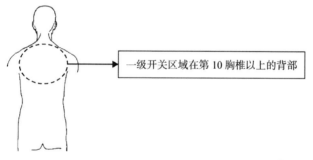

打开开关要领：

（1）用点刺方法打开开关。

（2）先打开背部开关，再根据症状变化情况，酌情打开方案一中的开关。

方案三：由他位因素引起的扁桃体肿大、扁桃体炎

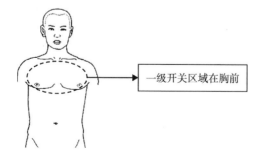

打开开关要领：

（1）用点刺方法打开开关。

（2）先打开胸前的开关，再根据症状变化情况，酌情打开方案一中的开关。

注意事项：

（1）打开开关时要有耐心。

（2）扁桃体部位不太好操作，为了安全起见，把针插进棉签里，针尖露出 0.5 cm，针尾用胶带固定在棉签上，轻点几下即可。

（3）患者尽量放松配合，操作时手法需格外轻柔，轻点几下即可。

（4）打开胸前一级开关时，需提起皮肤操作。

建议：

（1）操作时间，以症状明显缓解甚至消失为准。

（2）修复期间，保持心态平和，忌寒凉和刺激性食物。

（3）如有不适，请及时去医院就诊。

■ 80. 修复发烧

发烧是日常生活中最常出现的症状，是机体在致热原作用下，或体温中枢功能障碍时，产热过程增加，而散热不能相应地随之增加甚至减少，导致体温升高超过正常范围的病理状态。

找开关要领：

（1）开关位置：发烧的一、二级开关都有。一级开关区域在第 10 胸椎以上的背部，二级开关区域在肘关节外侧（相当于曲池穴及其周围）、第 10 胸椎以上的背部。

（2）找开关的方法：通过触诊找到一级开关，通过探诊找到二级开关。

举例：感冒发烧

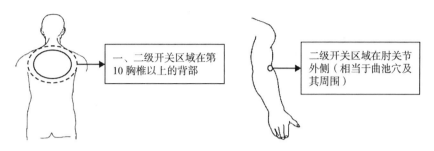

一、二级开关区域在第10胸椎以上的背部

二级开关区域在肘关节外侧（相当于曲池穴及其周围）

打开开关要领：

（1）用点刺方法打开一级开关，用挑刺方法打开二级开关。

（2）先打开背部开关，再根据症状变化情况，酌情打开肘关节外侧的开关。

注意事项：

（1）打开开关时手法要轻柔，要有耐心。

（2）二级开关区域大部分瘀堵都很严重，打开开关时会很痛，嘱咐患者稍微忍耐一下，必要时中途稍作休息再操作。随着垃圾物质的不断排出，操作部位的疼痛会逐渐减轻、消失。

建议：

（1）操作时间，以症状明显缓解甚至消失为准。

（2）如有不适，请及时去医院就诊。

■ 81. 修复肩周痛

肩周酸痛不适又名漏肩风、肩关节周围炎、五十肩，其中，肩关节功能障碍突出者又有"冻结肩"之称。肩周炎是以肩关节疼痛和活动不便为主要症状的常见病症。与长期姿势固定或受凉关系密切。

找开关要领：

（1）开关位置：肩周痛的一、二级开关都有。一级开关区域在第8胸椎以上的背部、胸前、肩关节周围，二级开关区域在肩关节周围、第8胸椎以上的背部、胸前、小腿外侧中部。

（2）找开关的方法：通过触诊、动诊、探诊找到一级开关，通过探诊、问诊找到二级开关。

方案一：由本位因素引起的肩周痛

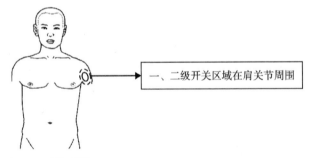

一、二级开关区域在肩关节周围

打开开关要领：

（1）用点刺方法打开一级开关，用挑刺方法打开二级开关。

（2）先打开肩部的一级开关，再根据症状变化情况，酌情打开肩部的二级开关。

方案二：由他位因素引起的肩周痛

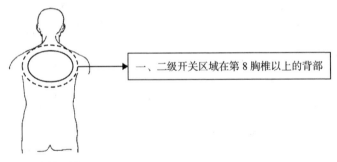

一、二级开关区域在第8胸椎以上的背部

打开开关要领：

（1）用点刺方法打开一级开关，用挑刺方法打开二级开关。

（2）先打开背部的开关，再根据症状变化情况，酌情打开方案一中的二级开关。

方案三：由他位因素引起的肩周痛

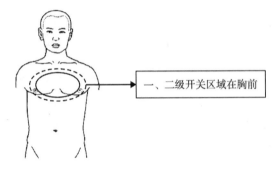

一、二级开关区域在胸前

打开开关要领：

（1）用点刺方法打开一级开关，用挑刺方法打开二级开关。

（2）先打开胸前的开关，再根据症状变化情况，酌情打开方案一中的二级开关。

方案四：由他位因素引起的肩周痛

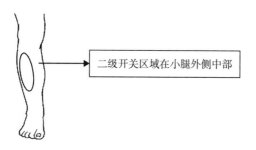

打开开关要领：

（1）用挑刺方法打开开关。

（2）先打开小腿外侧的开关，再根据症状变化情况，酌情打开方案一中的二级开关。

注意事项：

（1）打开开关时手法要轻柔，要有耐心。

（2）打开胸部一级开关时，需捏起皮肤操作。

（3）二级开关区域大部分瘀堵都很严重，打开开关时会很痛，嘱咐患者稍微忍耐一下，必要时中途稍作休息再操作。随着垃圾物质的不断排出，操作部位的疼痛会逐渐减轻、消失。

建议：

（1）操作时间，以症状明显缓解甚至消失为准。

（2）注意保暖。

■ 82. 修复咳嗽

咳嗽是一种呼吸道常见症状，因气管、支气管黏膜或胸膜受炎症、异物、物理或化学刺激引起。如果咳嗽不停，由急性转为慢性，常给患者带来很大的痛苦，如出现胸闷、咽痒、气喘等。

找开关要领：

（1）开关位置：咳嗽的一、二级开关都有。一级开关区域在第 10 胸椎以上的背部，二级开关区域在咽喉部、胸前、小腹二分之一处与耻骨上沿之间。

（2）找开关的方法：通过触诊、动诊、探诊找到一级开关，通过探诊找到二级开关。

方案一：由他位因素引起的咳嗽

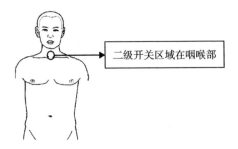

打开开关要领：用挑刺方法打开开关。

方案二：由他位因素引起的咳嗽

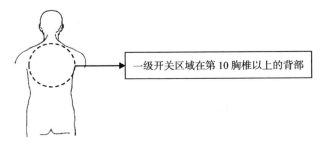

打开开关要领：

（1）用点刺方法打开开关。

（2）先打开背部的开关，再根据症状变化情况，酌情打开方案一中的开关。

方案三：由他位因素引起的咳嗽

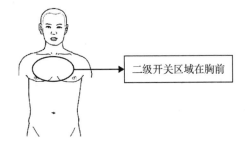

打开开关要领：

（1）用挑刺方法打开开关。

（2）先打开胸前的开关，再根据症状变化情况，酌情打开方案一中的开关。

方案四：由他位因素引起的咳嗽

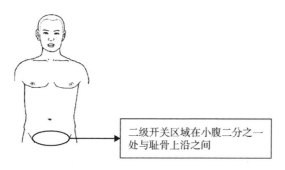

二级开关区域在小腹二分之一处与耻骨上沿之间

打开开关要领：

（1）用挑刺方法打开开关。

（2）先打开小腹部的开关，再根据症状变化情况，酌情打开方案一中的开关。

注意事项：

（1）打开开关时手法要轻柔，要有耐心。

（2）二级开关区域大部分瘀堵都很严重，打开开关时会很痛，嘱咐患者稍微忍耐一下，必要时中途稍作休息再操作。随着垃圾物质的不断排出，操作部位的疼痛会逐渐减轻、消失。

建议：

（1）优先打开方案四中的开关。

（2）操作时间，以症状明显缓解甚至消失为准。

（3）如有不适，请及时去医院就诊。

■ 83. 修复早期强直性脊柱炎

强直性脊柱炎是以骶髂关节和脊柱附着点炎症为主要症状的疾病。强直性脊柱炎属风湿病范畴，病因尚不明确，是以脊柱为主要病变部位的慢性病，常累及骶髂关节，引起脊柱强直和纤维化，造成不同程度眼、肺、肌肉、骨骼病变，属于自身免疫性疾病。早期病变处关节常有炎性疼痛，伴有关节周围肌肉痉挛，有僵硬感，晨起明显。

找开关要领：

（1）开关位置：早期强直性脊柱炎的一、二级开关都有。一级开关区域在第10胸椎以上的背部、腹部，二级开关区域在病变部位、胸前、小腹二分之一处至耻骨上沿之间。

（2）找开关的方法：通过触诊、动诊找到一级开关，通过探诊、问诊找到二级开关。

举例：早期强直性脊柱炎病变部位在腰椎

方案一：由本位因素引起的强直性脊柱炎

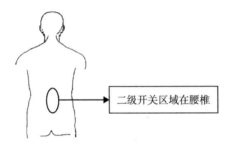

打开开关要领： 用挑刺方法打开开关。

方案二：由他位因素引起的强直性脊柱炎

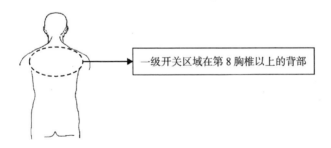

打开开关要领：

（1）用点刺方法打开开关。

（2）先打开背部的开关，再根据症状变化情况，酌情打开方案一中的开关。

方案三：由他位因素引起的强直性脊柱炎

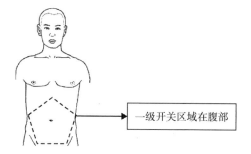
一级开关区域在腹部

打开开关要领：

（1）用点刺方法打开开关。

（2）先打开腹部的开关，再根据症状变化情况，酌情打开方案一中的开关。

方案四：由他位因素引起的强直性脊柱炎

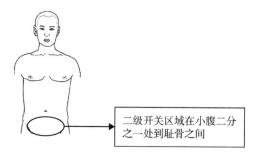
二级开关区域在小腹二分之一处到耻骨之间

打开开关要领：

（1）用挑刺方法打开开关。

（2）先打开小腹部的开关，再根据症状变化情况，酌情打开方案一中的开关。

方案五：由他位因素引起的强直性脊柱炎

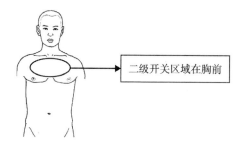
二级开关区域在胸前

打开开关要领：

（1）用挑刺方法打开开关。

（2）先打开胸前的开关，再根据症状变化情况，酌情打开方案一中的开关。

注意事项：

（1）打开开关时手法要轻柔，要有耐心。

（2）二级开关区域大部分瘀堵都很严重，打开开关时会很痛，嘱咐患者稍微忍耐一下，必要时中途稍作休息再操作。随着垃圾物质的不断排出，操作部位的疼痛会逐渐减轻、消失。

建议：

（1）操作时间，以症状明显缓解甚至消失为准。

（2）坚持修复一段时间。

■ 84. 修复膝关节痛

膝骨关节炎是关节软骨退行性改变致软骨丢失、破坏，伴有关节周围骨质增生反应的疾病，主要症状是膝关节疼痛、活动不灵活。

中医认为，本病病在筋骨，与肝肾亏虚有关。

找开关要领：

（1）开关位置：膝关节痛的一、二级开关都有。一级开关区域在第8胸椎以上的背部、腹部，二级开关区域在膝关节疼痛部位、腹股沟下一寸四指宽的区域。

找开关的方法：通过触诊、动诊、探诊找到一级开关，通过探诊、问诊找到二级开关。

方案一：由本位因素引起的膝关节痛

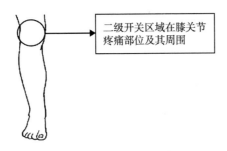

打开开关要领：用挑刺方法打开开关。

方案二：由他位因素引起的膝关节痛

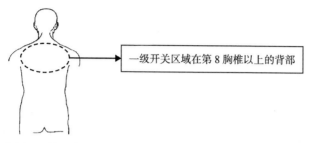

一级开关区域在第8胸椎以上的背部

打开开关要领：

（1）用点刺方法打开开关。

（2）先打开背部开关，再根据症状变化情况，酌情打开方案一中的开关。

方案三：由他位因素引起的膝关节痛

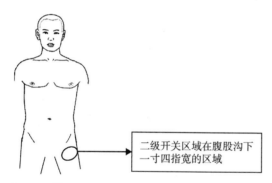

二级开关区域在腹股沟下一寸四指宽的区域

打开开关要领：

（1）用挑刺方法打开开关。

（2）先打开大腿上的开关，再根据症状变化情况，酌情打开方案一中的开关。

方案四：由他位因素引起的膝关节痛

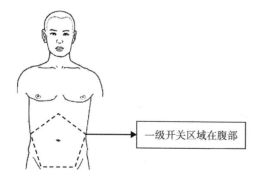

一级开关区域在腹部

打开开关要领：

（1）用点刺方法打开开关。

（2）先打开腹部的开关，再根据症状变化情况，酌情打开方案一中的开关。

注意事项：

（1）打开开关时手法要轻柔，要有耐心。

（2）二级开关区域大部分瘀堵都很严重，打开开关时会很痛，嘱咐患者稍微忍耐一下，必要时中途稍作休息再操作。随着垃圾物质的不断排出，操作部位的疼痛会逐渐减轻、消失。

建议：

（1）操作时间，以症状明显缓解甚至消失为准。

（2）修复期间不宜涂抹、贴敷其他药物，否则影响垃圾物质的排出。

■ 85. 修复肘关节痛

肘关节疼痛的原因有很多，首先考虑是外伤的原因，若排除外伤的经历，可以考虑是受凉、过度疲劳、重复做动作导致肱骨内上髁炎或肌筋膜的炎症，所造成的肘关节疼痛。此外，痛风也会导致肘关节疼痛。

找开关要领：

（1）开关位置：肘关节痛的一、二级开关都有。一级开关区域在第 8 胸椎以上的背部，二级开关区域在肘关节疼痛部位、尺骨小头近端（相当于小肠经的养老穴）。

（2）找开关的方法：通过触诊、动诊、探诊找到一级开关，通过探诊找到二级开关。

方案一：由本位因素引起的肘关节痛

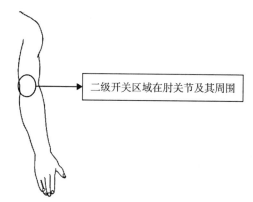

二级开关区域在肘关节及其周围

打开开关要领：用挑刺方法打开开关。

方案二：由他位因素引起的肘关节痛

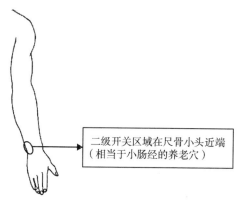

二级开关区域在尺骨小头近端（相当于小肠经的养老穴）

打开开关要领：

（1）用挑刺方法打开开关。

（2）先打开手臂部位的开关，再根据症状变化情况，酌情打开方案一中的开关。

方案三：由他位因素引起的肘关节痛

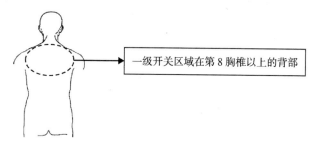

一级开关区域在第8胸椎以上的背部

打开开关要领：

（1）用点刺方法打开开关。

（2）先打开背部的开关，再根据症状变化情况，酌情打开方案一中的开关。

注意事项：

（1）打开开关时手法要轻柔，要有耐心。

（2）二级开关区域大部分瘀堵都很严重，打开开关时会很痛，嘱咐患者稍微忍耐一下，必要时中途稍作休息再操作。随着垃圾物质的不断排出，操作部位的疼痛会逐渐减轻、消失。

建议：

（1）操作时间，以症状明显缓解甚至消失为准。

（2）修复期间不宜涂抹、贴敷其他药物，否则影响垃圾物质的排出。

86. 修复手掌痛、手掌开裂

引起手掌痛的原因有很多，最常见的是骨关节炎、局部肌筋膜炎和颈椎压迫神经；手掌干裂俗称手裂，是由于手部皮肤表面的油膜损坏，皮肤干燥失去弹性所产生的皮肤组织断裂。

找开关要领：

（1）开关位置：手掌痛、手掌开裂的一、二级开关都有。一级开关区域在第 8 胸椎以上的背部，二级开关区域在腕关节直上三指宽的区域（相当于外关穴及其周围）、手掌痛或手掌开裂的部位。

（2）找开关的方法：通过触诊、探诊找到一级开关，通过探诊找到二级开关。

方案一：由本位因素引起的手掌痛、手掌开裂

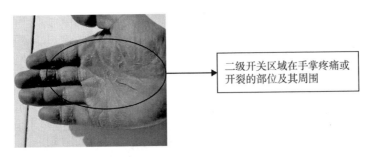

二级开关区域在手掌疼痛或开裂的部位及其周围

打开开关要领：用挑刺方法打开开关。

方案二：由他位因素引起的手掌痛、手掌开裂

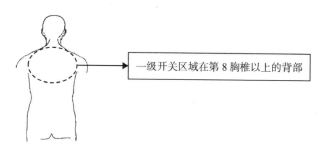

一级开关区域在第 8 胸椎以上的背部

打开开关要领：

（1）用点刺方法打开开关。

（2）先打开背部的开关，再根据症状变化情况，酌情打开方案一中的开关。

方案三：由他位因素引起的手掌痛、手掌开裂

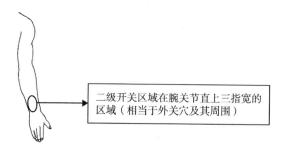

二级开关区域在腕关节直上三指宽的区域（相当于外关穴及其周围）

打开开关要领：

（1）用挑刺方法打开开关。

（2）先打开手臂下端的开关，再根据症状变化情况，酌情打开方案一中的开关。

注意事项：

（1）打开开关时手法要轻柔，要有耐心。

（2）手掌有裂痕的地方，操作时速度应放慢。

（3）二级开关区域大部分瘀堵都很严重，打开开关时会很痛，嘱咐患者稍微忍耐一下，必要时中途稍作休息再操作。随着垃圾物质的不断排出，操作部位的疼痛会逐渐减轻、消失。

建议：

（1）操作时间，以症状明显缓解甚至消失为准。

（2）修复期间，避免使用对皮肤有刺激性的产品，如洗衣粉。

（3）修复期间不宜涂抹其他药物，否则影响垃圾物质的排出。

■ 87. 修复舌干、口苦，嘴唇干燥

舌干，即舌体及舌苔干燥，多由热盛伤津或阴液亏虚所致，亦可见于阳虚津不上承者。舌头干说明胃有热，吃些清胃热的药就可以了。

口苦，是指口中有苦味，为常见的症状，主要表现为夜间醒来或晨起后片刻有轻微的口苦或口里酸涩的感觉。

找开关要领：

（1）开关位置：舌干、口苦、嘴唇干燥的一、二级开关都有。一级开关区域在第8胸椎以上的背部，二级开关区域在舌面或者嘴唇。

（2）找开关的方法：通过触诊找到一级开关，通过望诊、问诊找到二级开关。

方案一：由本位因素引起的舌干、口苦、嘴唇干燥

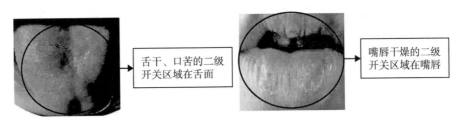

打开开关要领： 用挑刺方法打开开关。

方案二：由他位因素引起的舌干、口苦、嘴唇干燥

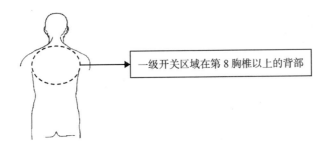

打开开关要领：

（1）用点刺方法打开开关。

（2）先打开背部开关，再根据症状变化情况，酌情打开方案一中的开关。

注意事项：

（1）打开开关时手法要轻柔，要有耐心。

（2）舌头或嘴唇部位比较敏感，嘱咐患者放松配合。

（3）舌头部位不太好操作，为了安全起见，把针插进棉签里，针尖露出 0.5 cm，针尾用胶带固定在棉签上，轻点几下即可。

建议：

（1）操作时间，以症状明显缓解甚至消失为准。

■ 88. 修复糖尿病症状

糖尿病是由多病因引起的以慢性高血糖为特征的代谢性疾病，是由于胰岛素分泌和（或）利用缺陷所引起。

糖尿病的症状可分为两大类：一大类是与代谢紊乱有关的表现，尤其是与高血糖有关的"三多一少"，多见于Ⅰ型糖尿病，Ⅱ型糖尿病常不十分明显或仅有部分表现；另一大类是各种急性、慢性并发症的表现，如在应激等情况下病情加重，可出现食欲减退、恶心、呕吐、腹痛、多尿加重、头晕、嗜睡、视物模糊、呼吸困难、昏迷等急性并发症，以及糖尿病视网膜病变、糖尿病性肾病、糖尿病神经病变、糖尿病足等慢性并发症。

找开关要领：

（1）开关位置：糖尿病症状的一、二级开关都有，一级开关区域在第10胸椎以上的背部、胸腹部，二级开关区域在第10胸椎以上的背部、胸腹部、小腿内侧中部（相当于地机穴及其周围）。

（2）找开关的方法：通过触诊、探诊找到一级开关，通过探诊找到二级开关。

举例：糖尿病引起的口干、乏力等症状

方案一：由他位因素引起的糖尿病症状

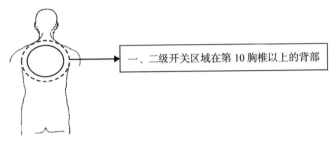

一、二级开关区域在第10胸椎以上的背部

打开开关要领：

（1）用点刺方法打开一级开关，用挑刺方法打开二级开关。

（2）先打开背部的一级开关，再根据症状变化情况，酌情打开背部的二级开关。

方案二：由他位因素引起的糖尿病症状

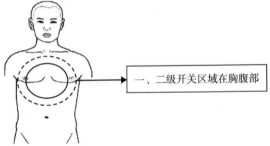

一、二级开关区域在胸腹部

打开开关要领： 用点刺方法打开一级开关，用挑刺方法打开二级开关。

方案三：由他位因素引起的糖尿病症状

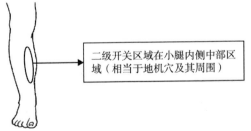

二级开关区域在小腿内侧中部区域（相当于地机穴及其周围）

打开开关要领：

用挑刺方法打开开关。

注意事项：

（1）打开开关时手法要轻柔，要有耐心。

（2）打开胸前一级开关时，需捏起皮肤操作。

（3）二级开关区域大部分瘀堵都很严重，打开开关时会很痛，嘱咐患者稍微忍耐一下，必要时中途稍作休息再操作。随着垃圾物质的不断排出，操作部位的疼痛会逐渐减轻、消失。

（4）三个部位的开关可同时打开。

建议：

（1）操作时间，以症状明显缓解甚至消失为准。

（2）如有不适，请及时去医院就诊。

89. 修复静脉曲张

静脉曲张俗称"炸筋腿"，是静脉系统最常见的疾病，主要是由于先天性血管壁膜比较薄弱或长时间维持相同姿势很少改变，导致血液蓄积下肢，在日积月累的情况下破坏静脉瓣膜而产生静脉压过高，继而血管突出皮肤表面的症状。

找开关要领：

（1）开关位置：静脉曲张一般只有二级开关，开关区域在静脉曲张部位。

（2）找开关的方法：通过问诊、望诊找到二级开关。

举例：腘窝部位有静脉曲张

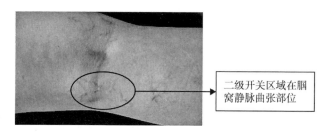

二级开关区域在腘窝静脉曲张部位

打开开关要领： 用挑刺方法打开开关。

注意事项：

（1）打开开关时手法要轻柔，要有耐心。

（2）二级开关区域大部分瘀堵都很严重，打开开关时会很痛，嘱咐患者稍微忍耐一下，必要时中途稍作休息再操作。随着垃圾物质的不断排出，操作部

位的疼痛会逐渐减轻、消失。

建议：

（1）操作时间，以症状明显缓解为准。

（2）坚持一段时间，每天修复。

■ 90. 修复带状疱疹及带状疱疹后遗神经痛

带状疱疹是由水痘-带状疱疹病毒引起的急性感染性皮肤病。皮疹一般有单侧性和按神经节段分布的特点，由集簇性的疱疹组成，并伴有疼痛；年龄愈大，神经痛愈重。如果体内病毒及传感到末梢神经的病毒能清除体外是不会有后遗症发生的，反之就可能形成后遗神经痛。

找开关要领：

（1）开关位置：带状疱疹、带状疱疹后遗神经痛的一、二级开关都有。一级开关区域在第8胸椎以上的背部，二级开关区域在带状疱疹或带状疱疹后遗神经痛的部位。

（2）找开关的方法：通过触诊、动诊找到一级开关，通过探诊、望诊、问诊找到二级开关。

举例：带状疱疹或后遗神经痛的部位在右侧肋间

方案一：由本位因素引起的带状疱疹及后遗神经痛

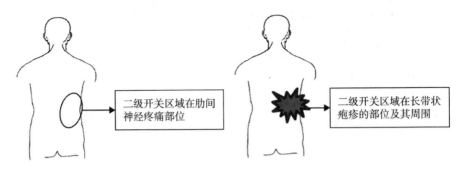

打开开关要领： 用挑刺方法打开开关。

方案二：由他位因素引起的带状疱疹及后遗神经痛

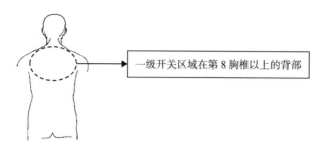
一级开关区域在第 8 胸椎以上的背部

打开开关要领：

（1）用点刺方法打开开关。

（2）先打开背部开关，再根据症状变化情况，酌情打开方案一中的开关。

注意事项：

（1）先从长带状疱疹的部位周围开始操作，再逐渐向中间操作。

（2）长带状疱疹的部位很痛，手法要轻柔，要有耐心。

建议：

（1）操作时间，以症状明显缓解甚至消失为准。

（2）坚持每天修复一段时间。

（3）如有不适，请及时去医院就医。

■ 91. 修复呼吸困难

呼吸困难是指患者主观感到氧气不足、呼吸费力，客观上表现为呼吸运动用力，严重时可出现张口呼吸、鼻翼扇动、端坐呼吸，甚至发绀、呼吸辅助肌参与呼吸运动，并且可有呼吸频率、深度、节律的改变，有时会出现特定姿势时呼吸困难、呼吸不畅或呼吸时胸背痛。

找开关要领：

（1）开关位置：呼吸困难的一、二级开关都有。一级开关区域在第 10 胸椎以上的背部、腹部，二级开关区域在胸前、第 10 胸椎以上的背部。

（2）找开关的方法：通过触诊、动诊、探诊找到一级开关，通过探诊找到二级开关。

方案一：由本位因素引起的呼吸困难

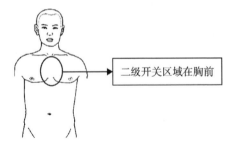

打开开关要领：用挑刺方法打开开关。

方案二：由他位因素引起的呼吸困难

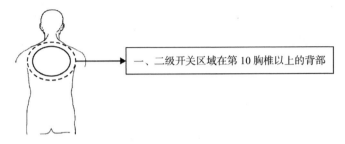

打开开关要领：

（1）用点刺方法打开一级开关，用挑刺方法打开二级开关。

（2）先打开背部的开关，再根据症状变化情况，酌情打开方案一中的开关。

方案三：由他位因素引起的呼吸困难。

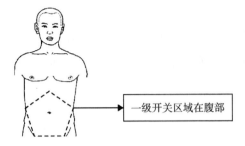

打开开关要领：

（1）用点刺方法打开开关。

（2）先打开腹部开关，再根据症状变化情况，酌情打开方案一中的开关。

注意事项：

（1）打开开关时手法要轻柔，要有耐心。

（2）二级开关区域大部分瘀堵都很严重，打开开关时会很痛，嘱咐患者稍微忍耐一下，必要时中途稍作休息再操作。随着垃圾物质的不断排出，操作部位的疼痛会逐渐减轻、消失。

建议：

（1）操作时间，以症状明显缓解或甚至消失为准。

（2）如有不适，请及时去医院就诊。

■ 92. 修复感冒

日常所说的感冒是指"普通感冒"，又称"伤风"，是一种呼吸道系统最常见的外感病。感冒又分为风热感冒、风寒感冒、暑湿感冒等。通常会出现全身乏力、鼻塞、打喷嚏、流鼻涕、发热、咽喉肿痛等症状。

找开关要领：

（1）开关位置：感冒的一、二级开关都有。一级开关区域在第8胸椎以上的背部、胸腹部，二级开关区域在胸腹部、头颈结合部位。

（2）找开关的方法：通过触诊、探诊找到一级开关，通过探诊、问诊找到二级开关。

方案一：

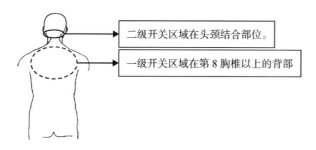

打开开关要领：

（1）用点刺方法打开一级开关，用挑刺方法打开二级开关。

（2）先打开背部的开关，再根据症状变化情况，酌情打开头颈结合部位的开关。

方案二：

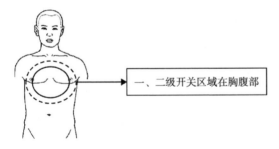

打开开关要领：

（1）用点刺方法打开一级开关，用挑刺方法打开二级开关。

（2）先打开胸腹部的一级开关，再根据症状变化情况，酌情打开胸腹部的二级开关。

注意事项：

（1）打开开关时手法要轻柔，要有耐心。

（2）打开胸部一级开关时，需捏起皮肤操作。

（3）二级开关区域大部分瘀堵都很严重，打开开关时会很痛，嘱咐患者稍微忍耐一下，必要时中途稍作休息再操作。随着垃圾物质的不断排出，操作部位的疼痛会逐渐减轻、消失。

建议：

（1）操作时间，以症状明显缓解甚至消失为准。

（2）注意保暖。

■ 93. 修复红眼病（眼红、眼痒）

"红眼病"是"流行性结膜炎"的俗称，是一种常见的眼科疾病。患者自觉患眼刺痒有异物感，严重时有眼睑沉重、畏光流泪及灼热感，有时会因分泌物附着在角膜表面瞳孔区，造成暂时性视物不清。

找开关要领：

（1）开关位置：红眼病的一、二级开关都有。一级开关区域在第8胸椎以上的背部、额头，二级开关区域在眼眶周围。

（2）找开关的方法：通过触诊、探诊找到一级开关，通过探诊、望诊找到二级开关。

方案一：由本位因素引起的红眼病

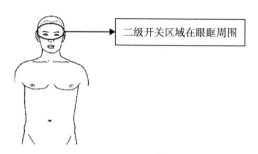

打开开关要领：用挑刺方法打开开关。

方案二：由他位因素引起的红眼病

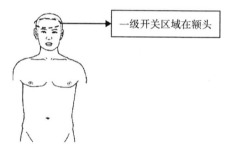

打开开关要领：

（1）用点刺方法打开开关。

（2）先打开额头的开关，再根据病情变化情况，酌情打开方案一中的开关。

方案三：由他位因素引起的红眼病

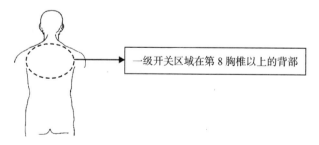

打开开关要领：

（1）用点刺方法打开开关。

（2）先打开背部的开关，再根据症状变化情况，酌情打开方案一中的开关。

注意事项：

（1）打开开关时手法要轻柔，要有耐心。

（2）眼睛周围的皮肤比较敏感，操作时要嘱咐患者放松，积极配合。

（3）二级开关区域大部分瘀堵很严重，打开开关时会有点痛，嘱咐患者稍微忍耐一下，必要时中途稍作休息再操作。随着垃圾物质的不断排出，操作部位的疼痛会逐渐减轻、消失。

建议：

（1）操作时间，以症状明显缓解甚至消失为准。

（2）不宜用手揉眼睛。

（3）如有不适，请及时去医院就诊。

94. 修复小腿肚抽筋

小腿肚抽筋是比较常见的现象，经常发生在睡眠期间。疼痛较剧烈会使腿部肌肉出现紧绷感、僵硬感，一段时间内难以缓解。

找开关要领：

（1）开关位置：小腿肚抽筋只有二级开关，开关区域在小腿肚、脚内踝后下方（相当于大钟穴的位置）。

（2）找开关的方法：通过探诊找到二级开关。

方案一：由本位因素引起的小腿肚抽筋

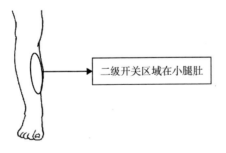

打开开关要领： 用挑刺方法打开开关。

方案二：由他位因素引起的小腿肚抽筋

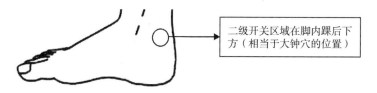

打开开关要领：

（1）用挑刺方法打开开关。

（2）先打开脚内踝后下方的开关，再打开方案一中的开关。

注意事项：

（1）打开开关时手法要轻柔，要有信心和耐心。

（2）二级开关区域大部分瘀堵很严重，打开开关时会很痛，嘱咐受术者稍微忍耐一下，必要时中途稍作休息再操作。随着垃圾物质的不断排出，操作部位的疼痛会逐渐减轻、消失。

建议：

（1）初期选用方案二，日常保健选用方案一。

（2）如小腿肚抽筋时，用力推按脚内踝后下方可缓解疼痛。

■ 95.修复咽喉异物症

多数咽喉异物症是患有咽炎导致的，主要与局部遭受细菌感染有关。一般考虑为咽部的异物感，多由慢性扁桃体炎或慢性咽喉炎引起咽喉部黏膜充血、水肿、淋巴滤泡增生肥厚、黏性分泌物增多所导致。

找开关要领：

（1）开关位置：咽喉异物症的一、二级开关都有。一级开关区域在第8胸椎以上的背部、咽喉外部，二级开关区域在咽喉里面。

（2）找开关的方法：通过触诊、探诊找到一级开关，通过探诊找到二级开关。

方案一：由本位因素引起的咽喉异物症

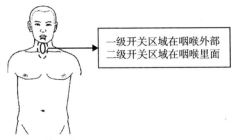
一级开关区域在咽喉外部
二级开关区域在咽喉里面

打开开关要领：

（1）用点刺方法打开一级开关，用挑刺方法打开二级开关。

（2）先打开咽喉部位的一级开关，再根据症状变化情况，酌情打开咽喉部位的二级开关。

方案二：由他位因素引起的咽喉异物症

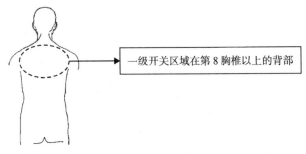
一级开关区域在第 8 胸椎以上的背部

打开开关要领：

（1）用点刺方法打开一级开关。

（2）先打开背部的开关，再根据症状变化情况，酌情打开方案一中的二级开关。

注意事项：

（1）打开开关时手法要轻柔，要有耐心。

（2）打开咽喉部位的一级开关时，需捏起皮肤操作。

（3）咽喉部位里侧的开关不方便操作，为了安全起见，把针插进棉签里，针尖露出 0.5 cm，针尾用胶带固定在棉签上，轻点几下即可。

（4）二级开关区域大部分瘀堵都很严重，打开开关时会很痛，嘱咐患者稍微忍耐一下，必要时中途稍作休息再操作。随着垃圾物质的不断排出，操作部位的疼痛会逐渐减轻、消失。

建议：

（1）操作时间，以症状明显缓解甚至消失为准。

（2）如有不适，请及时去医院就诊。

■ 96. 修复大腿内侧疼

大腿内侧疼痛可能是由于大腿内侧的内收肌牵拉性损伤所导致的，主要表现为大腿内侧的局限性压痛，压痛点可能在肌肉的中间，也可能在耻骨部位。

找开关要领：

（1）开关位置：大腿内侧疼的一、二级开关都有。一级开关区域在第 10 胸椎以上的背部，二级开关区域在大腿内侧疼痛部位、第 10 胸椎以上的背部。

（2）找开关的方法：通过触诊、动诊找到一级开关，通过探诊、问诊找到二级开关。

方案一：由本位因素引起的大腿内侧痛。

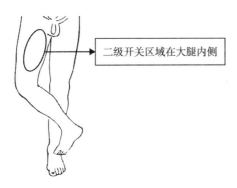

二级开关区域在大腿内侧

打开开关要领： 用挑刺方法打开开关。

方案二：由他位因素引起的大腿内侧痛。

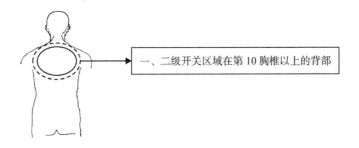

一、二级开关区域在第 10 胸椎以上的背部

打开开关要领：

（1）用点刺方法打开一级开关，用挑刺方法打开二级开关。

（2）先打开背部的开关，再根据症状变化情况，酌情打开方案一中的开关。

注意事项：

（1）打开开关时手法要轻柔，要有耐心。

（2）二级开关区域大部分瘀堵都很严重，打开开关时会很痛，嘱咐患者稍微忍耐一下，必要时中途稍作休息再操作。随着垃圾物质的不断排出，操作部位的疼痛会逐渐减轻、消失。

建议：

（1）操作时间，以症状明显缓解甚至消失为准。

（2）修复期间不宜涂抹、贴敷其他药物，否则影响垃圾物质的排出。

■ 97. 修复股骨头坏死

股骨头坏死是一个病理演变过程，初始发生在股骨头的负重区，在应力作用下坏死骨小梁结构发生损伤即显微骨折，以及随后针对损伤骨组织的修复过程。造成骨坏死的原因不消除，修复不完善，损伤－修复的过程继续，则会导致股骨头结构改变、股骨头塌陷、变形，关节炎症、功能障碍等。

找开关要领：

（1）开关位置：股骨头坏死的一、二级开关都有。一级开关区域在第10胸椎以上的背部、腹部，二级开关区域在股骨头坏死部位及其周围、小腹下二分之一处与耻骨上沿之间、脐下中部。

（2）找开关的方法：通过触诊、动诊找到一级开关，通过探诊、问诊找到二级开关。

方案一：由本位因素引起的股骨头坏死

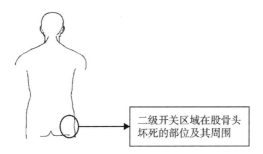

二级开关区域在股骨头坏死的部位及其周围

打开开关要领：用挑刺方法打开开关。

方案二：由他位因素引起的股骨头坏死

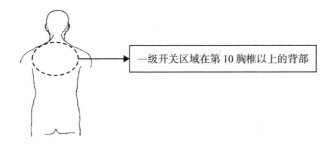

一级开关区域在第10胸椎以上的背部

打开开关要领：

（1）用点刺方法打开开关。

（2）先打开背部的开关，再根据症状变化情况，酌情打开方案一中的开关。

方案三：由他位因素引起的股骨头坏死

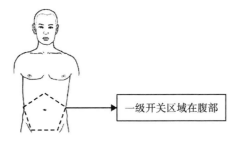

一级开关区域在腹部

打开开关要领：

（1）用点刺方法打开开关。

（2）先打开腹部的开关，再根据症状变化情况，酌情打开方案一中的开关。

方案四：由他位因素引起的股骨头坏死

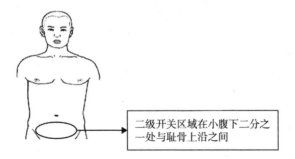

打开开关要领：

（1）用挑刺方法打开开关。

（2）先打开小腹部的开关，再根据症状变化情况，酌情打开方案一中的开关。

方案五：由他位因素引起的股骨头坏死

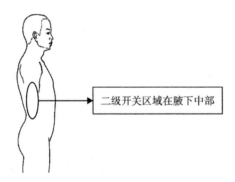

打开开关要领：

（1）用挑刺方法打开开关。

（2）先打开腋下中部的开关，再根据症状变化情况，酌情打开方案一中的开关。

注意事项：

（1）打开开关时手法要轻柔，要有耐心。

（2）二级开关区域大部分瘀堵都很严重，打开开关时会很痛，嘱咐患者稍微忍耐一下，必要时中途稍作休息再操作。随着垃圾物质的不断排出，操作部位的疼痛会逐渐减轻、消失。

建议：

（1）操作时间，以症状明显缓解甚至消失为准。

（2）坚持修复一段时间。

■ 98. 修复颈椎病

颈椎病是临床上的常见病，多发于中老年人，是一种以退行性病理改变为基础的疾患。

中医认为颈椎病病在筋骨，本为肾虚，从经络上辨证来看，主要与督脉、肾经、膀胱经有关。

找开关要领：

（1）开关位置：颈椎病的一、二级开关都有。一级开关区域在第10胸椎以上的背部、胸前，二级开关区域在肩颈与头颈之间、胸前、第10胸椎以上的背部。

（2）找开关的方法：通过触诊、动诊、探诊找到一级开关，通过探诊、问诊找到二级开关。

方案一：由本位因素引起的颈椎病

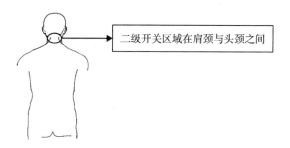

打开开关要领： 用挑刺方法打开开关。

方案二：由他位因素引起的颈椎病

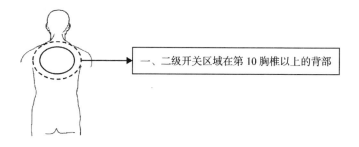

打开开关要领：

（1）用点刺方法打开一级开关，用挑刺方法打开二级开关。

（2）先打开背部的开关，再根据症状变化情况，酌情打开方案一中的开关。

方案三：由他位因素引起的颈椎病

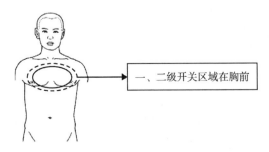

打开开关要领：

（1）用点刺方法打开一级开关，用挑刺方法打开二级开关。

（2）先打开胸前的开关，再根据症状变化情况，酌情打开方案一中的开关。

注意事项：

（1）打开开关时手法要轻柔，要有耐心。

（2）打开胸前一级开关时，需捏起皮肤操作。

（3）二级开关区域大部分瘀堵都很严重，打开开关时会很痛，嘱咐患者稍微忍耐一下，必要时中途稍作休息再操作。随着垃圾物质的不断排出，操作部位的疼痛会逐渐减轻、消失。

建议：

（1）操作时间，以症状明显缓解甚至消失为准。

（2）修复期间不宜涂抹、贴敷其他药物，否则影响垃圾物质的排出。

（3）选用合适的枕头。

■ 99.修复腰椎间盘突出

腰椎间盘突出症系指因椎间盘变性、纤维环破裂、髓核突出而刺激或压迫神经根、马尾神经所表现出的一种综合病症，主要表现为腰背痛、下肢放射痛,具体表现有腰痛和坐骨神经痛、马尾综合征、麻木、腹股沟区或大腿内侧痛、尾骨疼痛等。

找开关要领:

(1) 开关位置:腰椎间盘突出一般只有一级开关。一级开关区域在第 10 胸椎以上的背部、腹部、胸前任脉上。

(2) 找开关的方法:通过触诊、动诊找到一级开关。

方案一:由他位因素引起的腰椎间盘突出

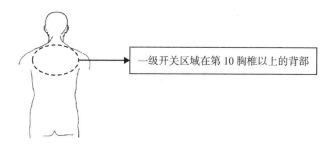

打开开关要领: 用点刺方法打开开关。

方案二:由他位因素引起的腰椎间盘突出

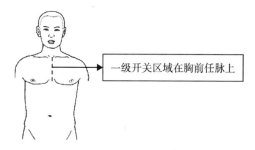

打开开关要领: 用点刺方法打开开关。

方案三:由他位因素引起的腰椎间盘突出

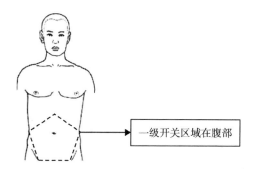

打开开关要领：用点刺方法打开开关。

注意事项：

（1）打开开关时手法要轻柔，要有耐心。

（2）打开胸前一级开关时，需捏起皮肤操作。

建议：

（1）操作时间，以症状明显缓解甚至消失为准。

（2）修复期间，最好卧床休息一两天。

■ 100. 修复胃痛、上腹胀

胃痛是指以上腹胃脘部两侧肋骨下缘连线以上至剑突下，近心窝处疼痛为主要症状的病症，又称胃脘痛，是临床上常见的一类疾病。

找开关要领：

（1）开关位置：胃痛、上腹胀的一、二级开关都有。一级开关区域在第11胸椎以上的背部、胸前，二级开关区域在第10胸椎以上的背部、胸前、上腹部。

（2）找开关的方法：通过触诊、探诊找到一级开关，通过探诊、问诊找到二级开关。

方案一：由本位因素引起的胃痛、上腹胀

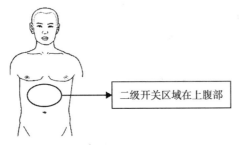

二级开关区域在上腹部

打开开关要领：用挑刺方法打开开关。

方案二：由他位因素引起的胃痛、上腹胀

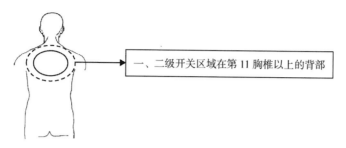

打开开关要领：

（1）用点刺方法打开一级开关，用挑刺方法打开二级开关。

（2）先打开背部的开关，再根据症状变化情况，酌情打开方案一中的开关。

方案三：由他位因素引起的胃痛、上腹胀

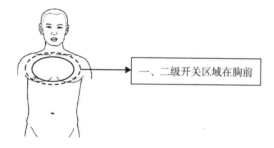

打开开关要领：

（1）用点刺方法打开一级开关，用挑刺方法打开二级开关。

（2）先打开胸前的开关，再根据症状变化情况，酌情打开方案一中的开关。

注意事项：

（1）打开开关时手法要轻柔，要有耐心。

（2）打开胸前一级开关时，需捏起皮肤操作。

（3）二级开关区域大部分瘀堵都很严重，打开开关时会很痛，嘱咐患者稍微忍耐一下，必要时中途稍作休息再操作。随着垃圾物质的不断排出，操作部位的疼痛会逐渐减轻、消失。

建议：

（1）操作时间，以症状明显缓解甚至消失为准。

（2）修复期间，应吃清淡、易消化的食物，忌寒凉、生冷。

（3）保持心情舒畅。

（4）如有不适，请及时去医院就诊。

101. 修复湿疹

湿疹是由多种内、外因素引起的一种瘙痒剧烈的皮肤炎症反应，分急性、亚急性、慢性三期。急性期皮损具渗出倾向，慢性期皮损浸润、肥厚。有些病人直接表现为慢性湿疹。皮损具有多形性、对称性、瘙痒和易反复发作等特点。

找开关要领：

（1）开关位置：湿疹的一、二级开关都有。一级开关区域在第8胸椎以上的背部，二级开关区域在湿疹部位及其周围。

（2）找开关的方法：通过触诊找到一级开关，通过问诊、望诊找到二级开关。

举例：背部湿疹

方案一：由本位因素引起的湿疹

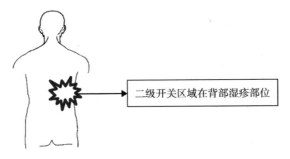

打开开关要领： 用挑刺方法打开开关。

方案二：由他位因素引起的湿疹

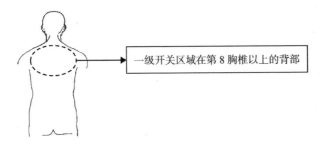

打开开关要领：

（1）用点刺方法打开开关。

（2）先打开背部的开关，再根据症状变化情况，酌情打开方案一中的开关。

注意事项：

（1）打开开关时手法要轻柔，要有耐心。

（2）二级开关区域大部分瘀堵都很严重，打开开关时会很痛，嘱咐患者稍微忍耐一下，必要时中途稍作休息再操作。随着垃圾物质的不断排出，操作部位的疼痛会逐渐减轻、消失。

建议：

（1）操作时间，以症状明显缓解甚至消失为准。

（2）修复期间不宜涂抹、贴敷其他药物，否则影响垃圾物质的排出。

■ 102. 修复癌细胞扩散导致的疼痛

癌症晚期癌细胞扩散后全身疼痛，有可能出现全身骨转移，也可能是由癌症引起的神经肌肉系统副综合征。

找开关要领：

（1）开关位置：癌细胞扩散导致的疼痛一、二级开关都有。一级开关区域在第10胸椎以上的背部、胸前、腹部，二级开关区域在第10胸椎以上的背部、胸前、小腹下二分之一处与耻骨上沿之间、疼痛部位。

（2）找开关的方法：通过触诊、动诊、探诊找到一级开关，通过探诊找到二级开关。

举例：癌细胞扩散导致的腰背痛

方案一：由本位因素引起的癌细胞扩散导致的疼痛

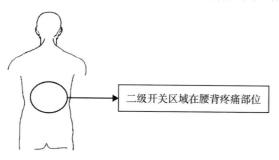

二级开关区域在腰背疼痛部位

打开开关要领：用挑刺方法打开开关。

方案二：由他位因素引起的癌细胞扩散导致的疼痛

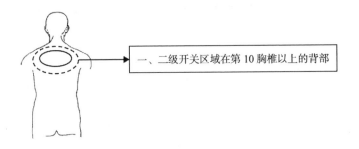

一、二级开关区域在第 10 胸椎以上的背部

打开开关要领：

（1）用点刺方法打开一级开关，用挑刺方法打开二级开关。

（2）先打开背部的开关，再根据病情变化情况，酌情打开方案一中的开关。

方案三：由他位因素引起的癌细胞扩散导致的疼痛

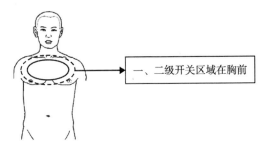

一、二级开关区域在胸前

打开开关要领：

（1）用点刺方法打开一级开关，用挑刺方法打开二级开关。

（2）先打开胸前的开关，再根据症状变化情况，酌情打开方案一中的开关。

方案四：由他位因素引起的癌细胞扩散导致的疼痛

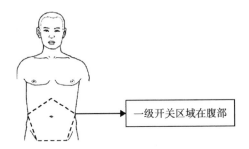

一级开关区域在腹部

打开开关要领：

（1）用点刺方法打开一级开关，用挑刺方法打开二级开关。

（2）先打开腹部的开关，再根据症状变化情况，酌情打开方案一中的开关。

方案五：由他位因素引起的癌细胞扩散导致的疼痛

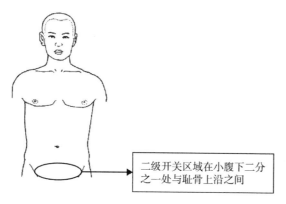

二级开关区域在小腹下二分之一处与耻骨上沿之间

打开开关要领：

（1）用挑刺方法打开开关。

（2）先打开小腹部的开关，再根据症状变化情况，酌情打开方案一中的开关。

注意事项：

（1）打开开关时手法要轻柔，要有耐心。

（2）打开胸前一级开关时，需捏起皮肤操作。

（3）二级开关区域大部分瘀堵都很严重，打开开关时会很痛，嘱咐患者稍微忍耐一下，必要时中途稍作休息再操作。随着垃圾物质的不断排出，操作部位的疼痛会逐渐减轻、消失。

建议：

（1）操作时间，以症状明显缓解甚至消失为准。

（2）调整好心态，坦然接受。

（3）如有不适，请及时去医院就诊。

103. 修复眼底静脉栓塞

找开关要领：

（1）开关位置：眼底静脉栓塞一般只有二级开关，开关区域在眼眶周围。

（2）找开关的方法：通过探诊找到二级开关。

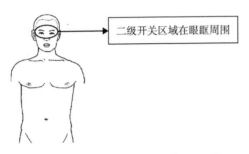

打开开关要领：用挑刺方法打开开关。

注意事项：

（1）打开开关时手法要轻柔，要有耐心。

（2）眼眶周围皮肤敏感，应嘱咐患者放松配合。

（3）二级开关区域大部分瘀堵都很严重，打开开关时会很痛，嘱咐患者稍微忍耐一下，必要时中途稍作休息再操作。随着垃圾物质的不断排出，操作部位的疼痛会逐渐减轻、消失。

建议：

（1）操作时间，以症状明显缓解甚至消失为准。

（2）哭泣后，应及时清洗眼眶周围的泪痕。

（3）如有不适，请及时去医院就诊。

104. 修复咽喉痛

咽喉痛是一种常见的症状，任何刺激咽喉及口腔黏膜的物质都可能引起咽喉痛。可引发咽喉痛的常见疾病有：全身病毒感染、腮腺炎、咽炎、扁桃体炎、感冒、喉炎等。

找开关要领：

（1）开关位置：咽喉痛的一、二级开关都有。一级开关区域在咽喉部位、第 8 胸椎以上的背部、胸前（任脉上），二级开关区域在咽喉部位、小腿内侧（相当于交信穴及其周围）、胸前。

（2）找开关的方法：通过触诊找到一级开关，通过探诊找到二级开关。

方案一：由本位因素引起的咽喉痛

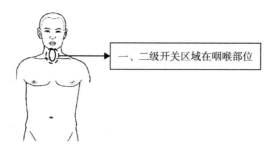

打开开关要领：

（1）用点刺方法打开一级开关，用挑刺方法打开二级开关。

（2）先打开咽喉部位的一级开关，再根据症状变化情况，酌情打开咽喉部位的二级开关。

方案二：由他位因素引起的咽喉痛

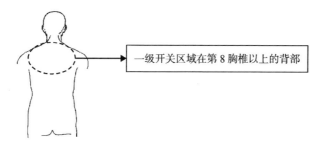

打开开关要领：

（1）用点刺方法打开开关。

（2）先打开背部的开关，再根据症状变化情况，酌情打开方案一中的开关。

方案三：由他位因素引起的咽喉痛

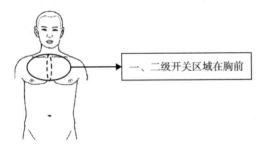

打开开关要领：

（1）用点刺方法打开一级开关，用挑刺方法打开二级开关。

（2）先打开胸前的一级开关，再根据症状变化情况，酌情打开胸前的二级开关。

（3）先打开胸前的开关，再根据症状变化情况，酌情打开方案一中的开关。

方案四：由他位因素引起的咽喉痛

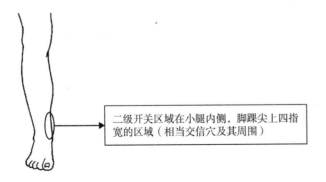

打开开关要领：

（1）用挑刺方法打开开关。

（2）先打开小腿上的开关，再根据症状变化情况，酌情打开方案一中的开关。

注意事项：

（1）打开开关时手法要轻柔，要有耐心。

（2）打开胸前和咽喉部位的一级开关时，需捏起皮肤操作。

（3）二级开关区域大部分瘀堵都很严重，打开开关时会很痛，嘱咐患者稍微忍耐一下，必要时中途稍作休息再操作。随着垃圾物质的不断排出，操作部

位的疼痛会逐渐减轻、消失。

建议：

（1）操作时间，以症状明显缓解甚至消失为准。

（2）多喝水，不宜吃刺激性的食物。

■ 105. 修复高血压症状

成人的动脉血压持续超过 18.7/12kPa（140/90mmHg）时叫作高血压。有两种类型，一种叫症状性高血压，由某些疾病引起；另一种叫原发性高血压，由大脑皮质功能紊乱引起。常见的症状有头晕、头痛等。

高血压的中医辨证，有肝阳上亢证、气血亏虚证、肾精不足证、痰湿中阻证、瘀血阻窍证，中医诊断大多为眩晕和头痛。

找开关要领：

（1）开关位置：高血压的一、二级开关都有。一级开关区域在第 10 胸椎以上的背部、胸前、腹部，二级开关区域在头部、胸前、小腿内侧脚踝上两寸的部位（相当于复溜穴及其周围）。

（2）找开关的方法：通过触诊、动诊、探诊找到一级开关，通过探诊、问诊找到二级开关。

举例：头晕、头痛

方案一：由本位因素引起的高血压症状

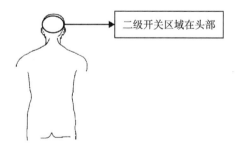

打开开关要领：用挑刺方法打开开关。

方案二：由他位因素引起的高血压症状

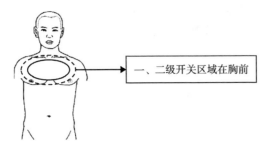

打开开关要领：

（1）用点刺方法打开一级开关，用挑刺方法打开二级开关。

（2）先打开胸前的开关，再根据症状变化情况，酌情打开方案一中的开关。

方案三：由他位因素引起的高血压症状

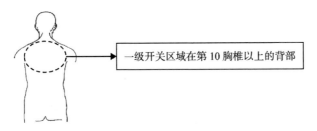

打开开关要领：

（1）用点刺方法打开开关。

（2）先打开背部的开关，再根据症状变化情况，酌情打开方案一中的开关。

方案四：由他位因素引起的高血压症状

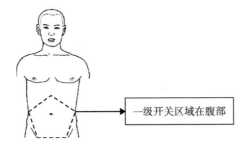

打开开关要领：

（1）用点刺方法打开开关。

（2）先打开腹部的开关，再根据症状变化情况，酌情打开方案一中的开关。

方案五：由他位因素引起的高血压症状

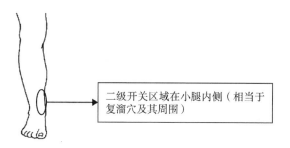

二级开关区域在小腿内侧（相当于复溜穴及其周围）

打开开关要领：

（1）用挑刺方法打开开关。

（2）先打开小腿上的开关，再根据症状变化情况，酌情打开方案一中的开关。

注意事项：

（1）打开开关时手法要轻柔，要有耐心。

（2）打开胸前一级开关时，需捏起皮肤操作。

（3）二级开关区域大部分瘀堵都很严重，打开开关时会很痛，嘱咐患者稍微忍耐一下，必要时中途稍作休息再操作。随着垃圾物质的不断排出，操作部位的疼痛会逐渐减轻、消失。

建议：

（1）操作时间，以症状明显缓解甚至消失为准。

（2）如有不适，请及时去医院就诊。

■ 106.修复甲亢

甲亢全称甲状腺功能亢进症，俗称"大脖子病"，是一种内分泌系统的常见病、多发病。临床表现并不限于甲状腺，而是一种多系统的综合征，临床主要表现有：心慌、心动过速、怕热、多汗、食欲亢进、消瘦、体重下降、疲乏无力及情绪易激动、性情急躁、失眠、思想不集中、眼球突出等。

找开关要领：

（1）开关位置：甲亢的一、二级开关都有。一级开关区域在第10胸椎以上的背部、胸前，二级开关区域在胸前。

（2）找开关的方法：通过触诊、探诊找到一级开关，通过探诊、问诊找到二级开关。

方案一：由他位因素引起的甲亢

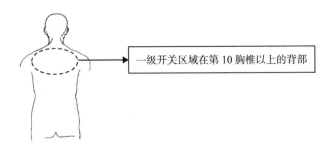

打开开关要领：用点刺方法打开开关。

方案二：由他位因素引起的甲亢

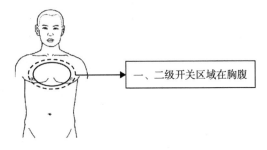

打开开关要领：

（1）用点刺方法打开一级开关，用挑刺方法打开二级开关。

（2）先打开胸前的一级开关，再根据症状变化情况，酌情打开胸前的二级开关。

注意事项：

（1）打开开关时手法要轻柔，要有耐心。

（2）打开胸前一级开关时，需捏起皮肤操作。

（3）二级开关区域大部分瘀堵都很严重，打开开关时会很痛，嘱咐患者稍微忍耐一下，必要时中途稍作休息再操作。随着垃圾物质的不断排出，操作部位的疼痛会逐渐减轻、消失。

建议：

（1）操作时间，以症状明显缓解甚至消失为准。

（2）如有不适，请及时去医院就诊。

■ 107. 修复面瘫

面瘫是一种常见病、多发病，不受年龄限制，多由受凉或病毒感染等原因导致一侧面神经痉挛、缺血、水肿，使面神经控制的面部肌肉瘫痪。面瘫以面部表情肌群运动功能障碍为主要特征，一般症状是口眼歪斜，患者往往连最基本的抬眉、闭眼、鼓嘴等面部动作都无法完成。

找开关要领：

（1）开关位置：面瘫的一、二级开关都有。一级开关区域在第10胸椎以上的背部、腹部，二级开关区域在头颈结合部位，特别是风池穴周围、面部。

（2）找开关的方法：通过触诊、动诊、探诊找到一级开关，通过探诊找到二级开关。

方案一：由本位因素引起的面瘫

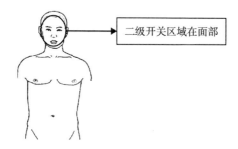

打开开关要领：用挑刺方法打开开关。

方案二：由他位因素引起的面瘫

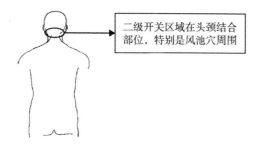

打开开关要领：

（1）用挑刺方法打开开关。

（2）先打开头部的开关，再根据症状变化情况，酌情打开方案一中的开关。

方案三：由他位因素引起的面瘫

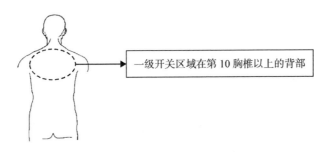

打开开关要领：

（1）用点刺方法打开开关。

（2）先打开背部的开关，再根据症状变化情况，酌情打开方案一中的开关。

方案四：由他位因素引起的面瘫

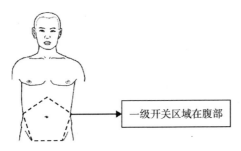

打开开关要领：

（1）用点刺方法打开开关。

（2）先打开腹部的开关，再根据症状变化情况，酌情打开方案一中的开关。

注意事项：

（1）打开开关时手法要轻柔，要有耐心。

（2）二级开关区域大部分瘀堵都很严重，打开开关时会很痛，嘱咐患者稍微忍耐一下，必要时中途稍作休息再操作。随着垃圾物质的不断排出，操作部位的疼痛会逐渐减轻、消失。

建议：

（1）操作时间，以症状明显缓解甚至消失为准。

（2）注意保暖。

■ 108. 修复脚背痛

脚背痛是脚背的软组织因受压迫而缺血所引起的疼痛。

找开关要领：

（1）开关位置：脚背痛的一、二级开关都有。一级开关区域在第10胸椎以上的背部、腹部，二级开关区域在脚背疼痛的部位。

（2）找开关的方法：通过触诊、动诊找到一级开关，通过探诊、问诊找到二级开关。

方案一：由本位因素引起的脚背痛

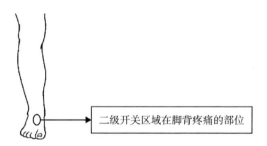

打开开关要领： 用挑刺方法打开开关。

方案二：由他位因素引起的脚背痛

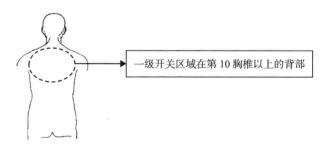

打开开关要领：

（1）用点刺方法打开开关。

（2）先打开背部的开关，再根据病情变化情况，酌情打开方案一中的开关。

方案三：由他位因素引起的脚背痛

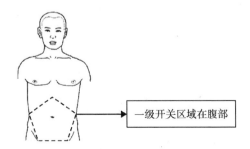

一级开关区域在腹部

打开开关要领：

（1）用点刺方法打开开关。

（2）先打开腹部的开关，再根据症状变化情况，酌情打开方案一中的开关。

注意事项：

（1）打开开关时手法要轻柔，要有耐心。

（2）二级开关区域大部分瘀堵都很严重，打开开关时会很痛，嘱咐患者稍微忍耐一下，必要时中途稍作休息再操作。随着垃圾物质的不断排出，操作部位的疼痛会逐渐减轻、消失。

建议：

（1）操作时间，以症状明显缓解甚至消失为准。

（2）修复期间不宜涂抹、贴敷其他药物，否则影响垃圾物质的排出。

■ 109. 修复腱鞘炎

腱鞘炎是因腱鞘积劳损伤引发纤维变性，使腱鞘变厚，引起鞘管狭窄，肌腱在鞘管内活动受到限制。患指屈伸功能障碍，晨起疼痛明显，活动后减轻或消失。

找开关要领：

（1）开关位置：腱鞘炎的一、二级开关都有。一级开关区域在第8胸椎以上的背部、腹部，二级开关区域在指关节疼痛的部位。

（2）找开关的方法：通过触诊、动诊找到一级开关，通过探诊、问诊找到二级开关。

举例：中指腱鞘炎

方案一：由本位因素引起的腱鞘炎。

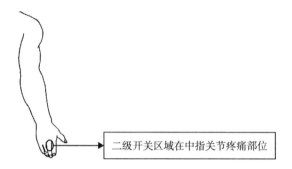

打开开关要领：用挑刺方法打开开关。

方案二：由他位因素引起的腱鞘炎

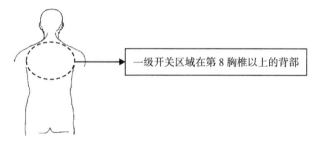

打开开关要领：

（1）用点刺方法打开开关。

（2）先打开背部开关，再根据症状变化情况，酌情打开方案一中的开关。

方案三：由他位因素引起的腱鞘炎

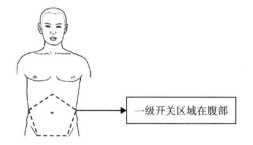

打开开关要领：

（1）用点刺方法打开开关。

（2）先打开腹部的开关，再根据症状变化情况，酌情打开方案一中的开关。

注意事项：

（1）打开开关时手法要轻柔，要有耐心。

（2）二级开关区域大部分瘀堵都很严重，打开开关时会很痛，嘱咐患者稍微忍耐一下，必要时中途稍作休息再操作。随着垃圾物质的不断排出，操作部位的疼痛会逐渐减轻、消失。

建议：

（1）操作时间，以症状明显缓解甚至消失为准。

（2）修复期间不宜涂抹、贴敷其他药物，否则影响垃圾物质的排出。

■ 110. 修复网球肘

网球肘多见于网球或羽毛球运动员，也就是临床中所说的肱骨外上髁炎，是一种累积性损伤。主要表现：较轻的局部肿胀，伴有压痛；较严重时可影响活动。

找开关要领：

（1）开关位置：网球肘的一、二级开关都有。一级开关区域在第 8 胸椎以上的背部、腹部，二级开关区域在肱骨外上髁及其周围。

（2）找开关的方法：通过触诊、动诊找到一级开关，通过探诊、问诊找到二级开关。

方案一：由本位因素引起的网球肘

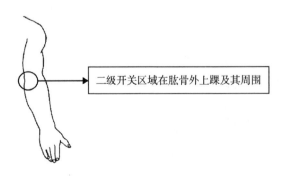

打开开关要领：用挑刺方法打开开关。

方案二：由他位因素引起的网球肘

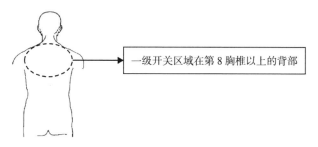

打开开关要领：

（1）用点刺方法打开开关。

（2）先打开背部的开关，再根据症状变化情况，酌情打开方案一中的开关。

方案三：由他位因素引起的网球肘

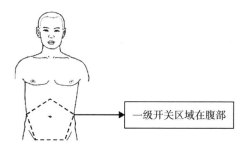

打开开关要领：

（1）用点刺方法打开开关。

（2）先打开腹部的开关，再根据症状变化情况，酌情打开方案一中的开关。

注意事项：

（1）打开开关时手法要轻柔，要有耐心。

（2）二级开关区域大部分瘀堵都很严重，打开开关时会很痛，嘱咐患者稍微忍耐一下，必要时中途稍作休息再操作。随着垃圾物质的不断排出，操作部位的疼痛会逐渐减轻、消失。

建议：

（1）操作时间，以症状明显缓解甚至消失为准。

（2）修复期间不宜涂抹、贴敷其他药物，否则影响垃圾物质的排出。

■ 111. 修复手麻

手麻是一种临床常见症状，中医有"麻多虚，痛多实"的说法，主要表现：患部麻木不仁、非痛非痒、肉内如有虫行，甚则痒痛不知、感觉消失、如木之厚。

找开关要领：

（1）开关位置：手麻的一、二级开关都有。一级开关区域在第8胸椎以上的背部、腹部、胸前，二级开关区域在手麻的部位。

（2）找开关的方法：通过触诊、动诊找到一级开关，通过探诊、问诊找到二级开关。

方案一：由本位因素引起的手麻

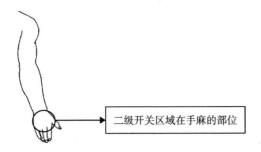

打开开关要领： 用挑刺方法打开开关。

方案二：由他位因素引起的手麻

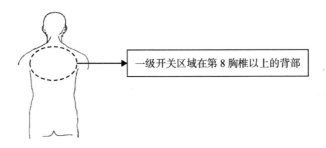

打开开关要领：

（1）用点刺方法打开开关。

（2）先打开背部的开关，再根据症状变化情况，酌情打开方案一中的开关。

方案三：由他位因素引起的手麻

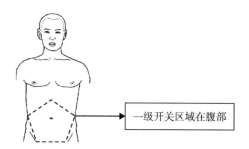

一级开关区域在腹部

打开开关要领：

（1）用点刺方法打开开关。

（2）先打开腹部的开关，再根据症状变化情况，酌情打开方案一中的开关。

方案四：由他位因素引起的手麻

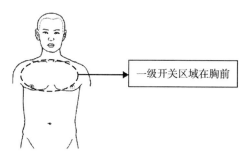

一级开关区域在胸前

打开开关要领：

（1）用点刺方法打开开关。

（2）先打开胸前的开关，再根据症状变化情况，酌情打开方案一中的开关。

注意事项：

（1）打开开关时手法可以稍重一些，要有耐心。

（2）打开胸前一级开关时，需捏起皮肤操作。

建议：

（1）操作时间，以症状明显缓解甚至消失为准。

（2）修复期间不宜涂抹、贴敷其他药物，否则影响垃圾物质的排出。

■ 112. 修复脚气

脚气指的是足癣，俗称烂脚丫，是一种常见的由真菌感染导致的足部皮肤疾病，具有一定的传染性。主要表现：水疱、脱皮、皮肤发白湿软、糜烂、皮糙和瘙痒等。

找开关要领：

（1）开关位置：脚气只有二级开关。二级开关区域在有脚气的部位及其周围。

（2）找开关的方法：通过问诊、望诊找到二级开关。

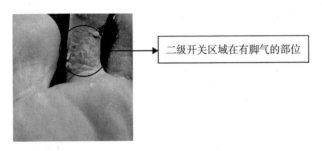

打开开关要领： 用挑刺方法打开开关。

注意事项：

（1）脚气部位皮肤如有破损，打开开关时手法要更轻，速度更慢。

建议：

（1）操作时间，以症状明显缓解甚至消失为准。

（2）洗澡后，把每一个脚趾缝擦干净。

（3）指缝间隙比较窄的，可以用纸巾分开，保持指缝间干燥。

（4）修复期间不宜涂抹、贴敷其他药物，否则影响垃圾物质的排出。

■ 113. 修复神经性皮炎

神经性皮炎是一种皮肤功能障碍性疾病，具有明显的皮肤损害，多发生在颈后及两侧、肘窝、腘窝、前臂、大腿、小腿及腰骶部等部位。中医认为：此病由心绪烦扰，七情内伤，内生心火而致。

找开关要领：

（1）开关位置：神经性皮炎的一、二级开关都有。一级开关区域在第8胸椎以上的背部、胸前，二级开关区域在皮肤病变部位及其周围。

（2）找开关的方法：通过触诊、探诊找到一级开关，通过望诊、问诊、探诊找到二级开关。

举例：神经性皮炎在颈后部

方案一：由本位因素引起的神经性皮炎

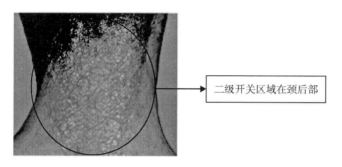

打开开关要领：用挑刺方法打开开关。

方案二：由他位因素引起的神经性皮炎

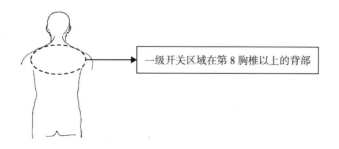

打开开关要领：

（1）用点刺方法打开开关。

（2）先打开背部开关，再根据症状变化情况，酌情打开方案一中的开关。

方案三：由他位因素引起的神经性皮炎

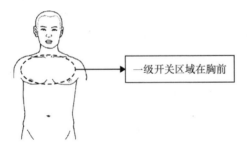

打开开关要领：

（1）用点刺方法打开开关。

（2）先打开胸前的开关，再根据症状变化情况，酌情打开方案一中的开关。

注意事项：

（1）皮炎部位的皮肤敏感度变差，手法可以稍微重一点。

（2）打开胸前一级开关时，需捏起皮肤操作。

（3）如果有皮肤瘙痒的地方，尽量找到具体痒的那个点。

建议：

（1）操作时间，以症状明显缓解甚至消失为准。

（2）坚持修复一段时间。

（3）修复期间不宜涂抹、贴敷其他药物，否则影响垃圾物质的排出。

■ 114. 修复食物不耐受

食物不耐受指的是一种复杂的变态反应性疾病，人体免疫系统把进入人体内的某种或多种食物当成有害物质，表现为全身各系统的多种异常状态。

找开关要领：

（1）开关位置：食物不耐受的一、二级开关都有。一级开关在第10胸椎以上的背部、胸腹部，二级开关在小腿肚凹陷部位（相当于筑宾穴及其周围）、胸腹部。

（2）找开关的方法：通过触诊、探诊找到一级开关，通过问诊、探诊找到二级开关。

方案一：由他位因素引起的食物不耐受

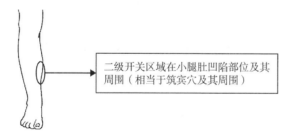

二级开关区域在小腿肚凹陷部位及其周围（相当于筑宾穴及其周围）

打开开关要领：用挑刺方法打开开关。

方案二：由他位因素引起的食物不耐受

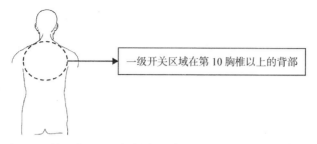

一级开关区域在第10胸椎以上的背部

打开开关要领：用点刺方法打开开关。

方案三：由他位因素引起的食物不耐受

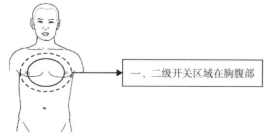

一、二级开关区域在胸腹部

打开开关要领：

（1）用点刺方法打开一级开关，用挑刺方法打开二级开关。

（2）先打开胸前的一级开关，再根据症状变化情况，酌情打开胸前的二级开关。

注意事项：

（1）打开开关时手法要轻柔，要有耐心。

（2）打开胸前一级开关时，需捏起皮肤操作。

（3）二级开关区域大部分瘀堵都很严重，打开开关时会很痛，嘱咐患者稍微忍耐一下，必要时中途稍作休息再操作。随着垃圾物质的不断排出，操作部位的疼痛会逐渐减轻、消失。

建议：

（1）平时留意所吃食物与身体反应情况。

（2）最好不要经常吃自己喜爱的食物。

（3）可以去医院做食物不耐受的检测。

■ 115. 修复甲状腺囊肿或甲状腺结节

甲状腺囊肿是指在甲状腺中发现含有液体的囊状物，肿块多呈圆形，直径多在 2～5cm，光滑，一般不疼或有轻微疼痛，随着吞咽能上下移动。

找开关要领：

（1）开关位置：甲状腺囊肿的一、二级开关都有。一级开关区域在第 8 胸椎以上的背部、脖子侧面、胸前，二级开关区域在颈前部气管前方。

（2）找开关的方法：通过触诊、探诊找到一级开关。

方案一：由本位因素引起的甲状腺囊肿或甲状腺结节

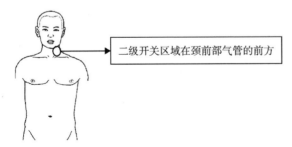

打开开关要领： 用挑刺方法打开开关。

方案二：由他位因素引起的甲状腺囊肿或甲状腺结节

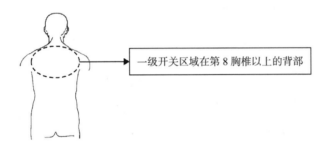

打开开关要领：

（1）用点刺方法打开开关。

（2）先打开背部的开关，再根据症状变化情况，酌情打开方案一中的开关。

方案三：由他位因素引起的甲状腺囊肿或甲状腺结节

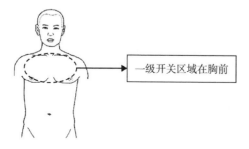

一级开关区域在胸前

打开开关要领：

（1）用点刺方法打开开关。

（2）先打开胸前的开关，再根据症状变化情况，酌情打开方案一中的开关。

方案四：由他位因素引起的甲状腺囊肿（甲状腺结节）

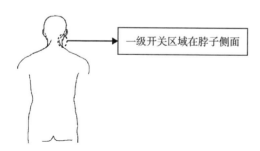

一级开关区域在脖子侧面

打开开关要领：

（1）用点刺方法打开开关。

（2）先打开脖子侧面的开关，再根据症状变化情况，酌情打开方案一中的开关。

注意事项：

（1）打开开关时手法要轻柔，要有耐心。

（2）打开脖子侧面和胸前的一级开关时，需捏起皮肤操作。

建议：

（1）操作时间，以症状明显缓解甚至消失为准。

（2）如有不适，请及时去医院就诊。

116. 修复前列腺炎

前列腺炎是由多种复杂原因引起的，以尿道刺激症状和慢性盆腔疼痛为主要临床表现的前列腺疾病。

找开关要领：

（1）开关位置：前列腺炎的一、二级开关都有。一级开关区域在第 10 胸椎以上的背部，二级开关区域在第 10 胸椎以上的背部、胸前、小腹下二分之一处与耻骨上沿之间、大腿内侧、尿道口及阴部。

（2）找开关的方法：通过探诊找到二级开关。

方案一：由本位因素引起的前列腺炎

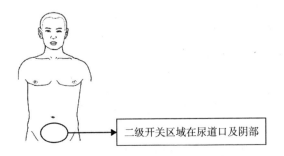

二级开关区域在尿道口及阴部

打开开关要领：用挑刺方法打开开关。

方案二：由他位因素引起的前列腺炎

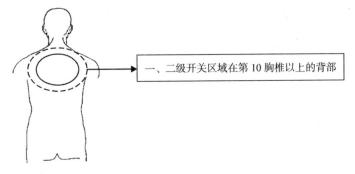

一、二级开关区域在第 10 胸椎以上的背部

打开开关要领：

（1）用点刺方法打开一级开关，用挑刺方法打开二级开关。

（2）先打开背部的开关，再根据症状变化情况，酌情打开方案一中的开关。

方案三：由他位因素引起的前列腺炎

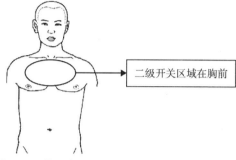

打开开关要领：

（1）用挑刺方法打开开关。

（2）先打开胸前的开关，再根据症状变化情况，酌情打开方案一中的开关。

方案四：由他位因素引起的前列腺炎

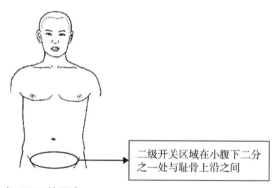

打开开关要领：

（1）用挑刺方法打开开关。

（2）先打开小腹部的开关，再根据症状变化情况，酌情打开方案一中的开关。

方案五：由他位因素引起的前列腺炎

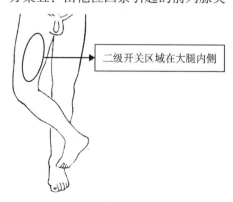

打开开关要领：

（1）用挑刺方法打开开关。

（2）先打开大腿内侧的开关，再根据症状变化情况，酌情打开方案一中的开关。

注意事项：

（1）打开开关时手法轻柔，要有信心和耐心。

（2）隐私部位的皮肤很薄，也很敏感，受术者易紧张，操作时手法需格外轻柔。

（3）二级开关区域大部分瘀堵都很严重，打开开关时会很痛，嘱咐受术者稍微忍耐一下，必要时中途稍作休息再操作。随着垃圾物质的不断排出，操作部位的疼痛会逐渐减轻、消失。

建议：

（1）操作时间，以症状明显缓解甚至消失为准。

（2）症状好转的稳定性不太好的时候，打开盆底肌、生殖器隐私部位的开关。

（3）修复期间，禁止性生活。

117. 修复小儿肺炎

小儿肺炎是婴幼儿阶段的常见病，我国北方地区以冬、春季多见。肺炎是由病原体感染、吸入羊水及油类和过敏反应等引起的肺部炎症，主要临床表现为发热、咳嗽、呼吸急促、呼吸困难及肺部啰音等。

找开关要领：

（1）开关位置：小儿肺炎只有二级开关。二级开关区域在胸前，第 8-11 胸椎之间的背部、小腹下二分之一处与耻骨上沿之间。

（2）找开关的方法：通过探诊找到二级开关。

方案一：由本位因素引起的肺炎

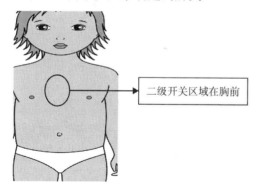

二级开关区域在胸前

打开开关要领：用挑刺方法打开开关。

方案二：由他位因素引起的肺炎

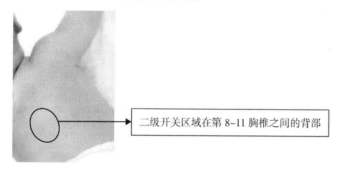

二级开关区域在第 8-11 胸椎之间的背部

打开开关要领：

（1）用挑刺方法打开开关。

（2）先打开背部的开关，再根据症状变化情况，酌情打开方案一中的开关。

方案三：由他位因素引起的肺炎

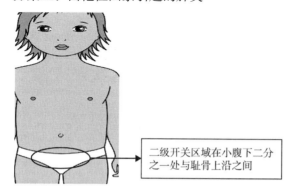

二级开关区域在小腹下二分之一处与耻骨上沿之间

打开开关要领：

（1）用挑刺方法打开开关。

（2）先打开小腹部的开关，再根据症状变化情况，酌情打开方案一中的开关。

注意事项：

（1）小儿皮肤娇嫩，操作时要有耐心，手法必须格外轻柔，稍微轻点几下就好。

建议：

（1）小儿恐惧针，操作前先在自己手上演示一下，消除孩子心中的恐惧和紧张。

（2）操作时间不宜超过30秒。

（3）生病和修复期间，不能吃蛋黄。

（4）如有不适，请及时去医院就诊。

118. 修复小儿腹泻

小儿腹泻，是由多病原、多因素引起的以腹泻为主的一组疾病。主要特点为大便次数增多和性状改变，可伴有发热、呕吐、腹痛等症状及不同程度水、电解质、酸碱平衡紊乱。

找开关要领：

（1）开关位置：小儿腹泻只有二级开关。二级开关区域在肚脐周围及其对应的背部。

（2）找开关的方法：通过探诊找到二级开关。

方案一：由本位因素引起的腹泻

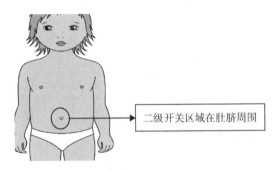

打开开关要领： 用挑刺方法打开开关。

方案二：由本位因素引起的腹泻。

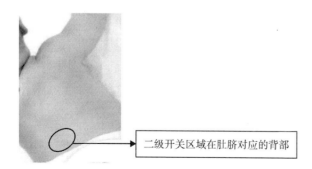

二级开关区域在肚脐对应的背部

打开开关要领：

（1）用挑刺方法打开开关。

（2）先打开背部的开关，再根据症状变化情况，酌情打开方案一中的开关。

注意事项：

（1）小儿的皮肤娇嫩，操作时手法必须格外轻柔，轻轻点几下就好。

建议：

（1）小儿恐惧针，操作前先在自己手上演示一下，消除孩子心中的恐惧和紧张。

（2）操作时间不宜超过30秒。

（3）注意保暖。

（4）如有不适，请及时去医院就诊。

119. 修复小儿厌食

小儿厌食是一种小儿摄食行为异常的表现。中医认为，小儿厌食多由饮食不节、喂养不当导致，临床可伴有或不伴有胃肠道功能异常。

找开关要领：

（1）开关位置：厌食一般只有二级开关。开关区域在第8-11胸椎之间的背部、胃部。

（2）找开关的方法：通过探诊找到二级开关。

方案一：由本位因素引起的厌食

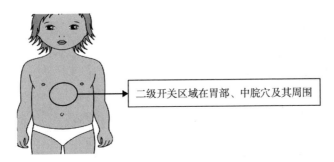

二级开关区域在胃部、中脘穴及其周围

打开开关要领：用挑刺方法打开开关。

方案二：由他位因素引起的厌食

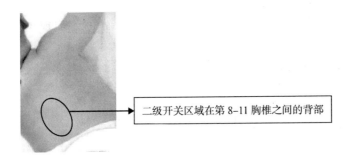

二级开关区域在第8-11胸椎之间的背部

打开开关要领：

（1）用挑刺方法打开开关。

（2）先打开背部的开关，再根据症状变化情况，酌情打开方案一中的开关。

注意事项：

（1）打开开关时手法一定要轻柔，要耐心与细心。

（2）小孩子不易好好配合，轻轻点几下就可以了，次数不宜多。

建议：

（1）小孩子通常恐惧针，可以事先在自己手上演示一下，让小孩子消除恐惧和紧张后，再按照图序依次打开。

（2）操作时间不宜超过30秒。

（3）小孩吃饭时，不要一边吃一边跑或者边吃饭边看手机、电视等。

（4）少吃零食。

（5）如有不适，请及时去医院就诊。

120. 修复小儿上呼吸道感染

上呼吸道感染是指病原体侵犯鼻、咽、喉等部位时出现的急性炎症反应，简称"上感"，是儿科最常见的疾病之一。

找开关要领：

（1）开关位置：小儿上呼吸道感染只有二级开关，二级开关区域在第5胸椎以上的背部、咽喉部位、头部前顶。

（2）找开关的方法：通过探诊找到二级开关。

方案一：由他位因素引起的上呼吸道感染

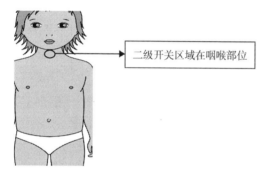

打开开关要领： 用挑刺方法打开开关。

方案二：由他位因素引起的上呼吸道感染

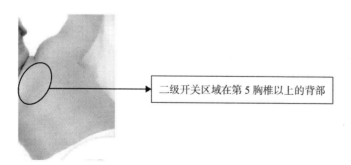

打开开关要领：

（1）用挑刺方法打开开关。

（2）先打开背部的开关，再根据症状变化情况，酌情打开方案一中的开关。

方案三：由他位因素引起的上呼吸道感染

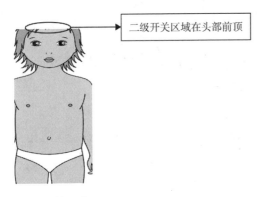

打开开关要领：

（1）用挑刺方法打开开关。

（2）先打开头部前顶的开关，再根据症状变化情况，酌情打开方案一中的开关。

注意事项：

（1）小儿皮肤娇嫩，操作时要有耐心，手法必须格外轻柔，稍微轻点几下就好。

建议：

（1）小儿恐惧针，操作前先在自己手上演示一下，消除孩子心中的恐惧和紧张。

（2）操作时间不宜超过 30 秒。

（3）夏天不要让孩子光着脚丫或穿着袜子在木地板上走。

（4）如有不适，请及时去医院就诊。

附录一 人体普通智能修复的开关索引

是故百病之始生也,必先于皮毛。
——《素问·皮部论》
故善治者治皮毛。
——《素问·阴阳应象大论》

开关是接通、截断或切换电路的电器设备。而人体智能修复系统的开关，顾名思义，就是开启人体智能修复系统的"设备"。人体智能修复系统的开关分为三个等级，一级开关是毛孔开关，二级开关是表皮开关，三级开关是特定的部位开关。一、二级开关是负责打开人体普通智能修复系统的，灵活性较大，可能是一个，也可能是几个，甚至是一片，它们除了负责打开人体普通智能修复系统外，还是瘀积在体表或机体浅层垃圾物质的排泄通道；三级开关的位置基本上是固定的，在指定的区域直接打开就行，它们负责打开人体中级、高级智能修复系统。

人体普通智能修复系统的开关区域都是根据外因来源或内因影响的区域来划分的，所以只有了解了外因或内因才能找到与疾病相关的开关区域，才能顺利打开人体普通智能修复系统。"人体普通智能修复举例"一章的开关区域是从内因影响的区域的分布规律来阐述的，本部分的开关索引将从外因来源方面阐述，对于已经掌握了诊断方法的读者来说，将会有很大的帮助。

外因来源分应激、劳损、饮食、情绪和外侵五大类。如烧伤、烫伤、磕碰、摔伤、刀伤等各种外伤，以及蚊虫叮咬、马蜂蜇伤、运动损伤、肌肉酸痛、负重、冻疮、疔疮、痤疮、辣椒刺激皮肤引起的疼痛等都属于应激类；姿势不当、长期伏案、穿高跟鞋和紧身衣、过度疲劳、用脑过度、久视等都属于劳损类；食物不耐受、食物过敏、食物中毒，以及暴饮暴食、偏食、酒精中毒，还有口服药物等属于饮食类；外邪、病毒，环境等属于外侵类；情绪类也很多，有十几种情绪表现形式。

■ 开关区域

1. 与应激有关的开关区域

由应激因素引起的病症，除扭伤外，基本上都属于本位因素引起的，所以应激病症的开关区域有一个明显的特点，即特别容易寻找，都在症状反应部位及其周围。

2. 与劳损有关的开关区域

劳损是因超负荷使用引起肌肉或韧带的慢性和机械性损伤。劳损包括长期伏案、运动过量、姿势不当、长期穿高跟鞋和紧身衣等。不同外因引起的劳损开关区域也不同,如久视的开关区域在眼眶周围及头颈结合部位;用脑过度的开关区域在头部前顶等。下面只针对长期伏案、久坐、久视、姿势不当、用脑过度、运动过量等几种常见的劳损进行阐述。

(1)长期伏案的开关区域主要在头颈结合部位、第 8 胸椎以上的背部、眼眶周围、手臂上端外侧等。

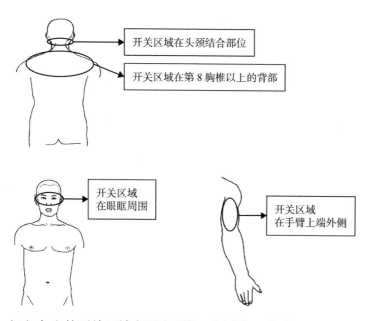

(2)久坐的开关区域主要在颈部、腰背部、臀部下方至大腿根部。

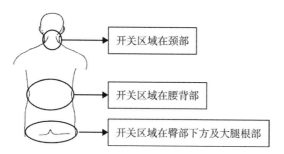

(3)姿势不当的开关区域主要在腋下中部、第 10 胸椎以上的背部、腹部

和小腿内侧。

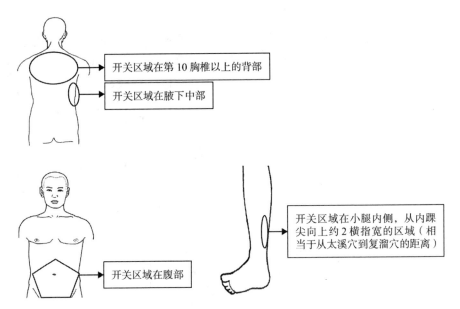

（4）久视的开关区域在眼眶周围和头颈结合部位。

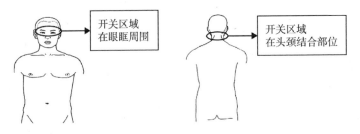

（5）用脑过度的开关区域在头部前顶。

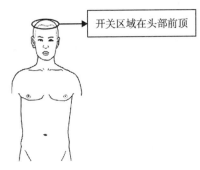

（6）运动过量的开关区域：运动方式不一样，开关区域也不完全相同，这里只介绍常见运动方式（如跑步、爬山、打羽毛球等）的几个公共开关区域，

分布在乳房内侧、腋下中部、小腹二分之一处与耻骨上沿之间、腹股沟下一寸左右四指宽的区域、小腿肚。

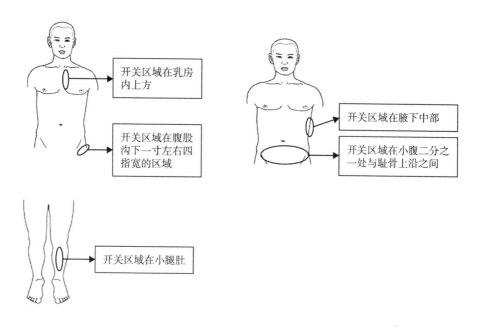

3. 与饮食有关的开关区域

"民以食为天,食以安为先,安以质为本,质以诚为根。"近年来,伴随着经济的快速发展,人民生活水平也在不断提高,食品市场空前繁荣,食品安全问题也随之而来。果蔬里的甜味剂、保鲜剂、催熟剂,还有食品中残留的农药超标以及添加剂的滥用等,都让我们对食品安全深深的担忧。而智慧的人体对入口食物的卫生情况及安全情况会进行严格的安全检测,确保进入消化系统的食物是安全的,很大程度上避免了"病从口入"。

但由于我们并不是很了解自己的身体,对隐藏在人体内的功能系统知之甚少,使得这些功能系统没有得到很好的运用,导致各种有害物质和垃圾物质瘀积在体内损伤机体,形成各种疾病。饮食类的问题来源涉及面很广,包括食品的安全卫生、食品的过敏成分、食品的不耐受,以及饮食习惯,这里所指的食品还包括酒类、饮品类和口服药物类。

作者通过实践观察发现,与饮食有关的开关区域基本是相同的,主要分布在咽喉部位与鸠尾穴之间,任脉旁开 0.5cm 左右的部位、上腹部(相当于上脘穴、中脘穴及其周围）、第 8-11 胸椎之间的背部、小腿内侧凹陷部位及其周围（相当于筑宾穴及其周围）。

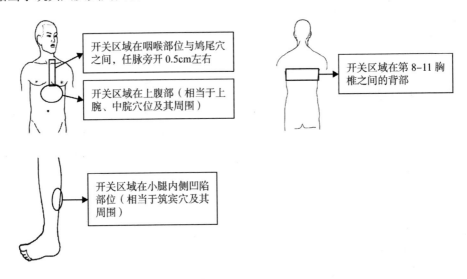

4. 与情绪有关的开关区域

中医对情绪影响身体的认识历史悠久，《黄帝内经》云："怒伤肝，喜伤心，忧伤肺，思伤脾，恐伤肾。"又云："余知百病生于气也。怒则气上，喜则气缓，悲则气消，恐则气下，寒则气收，炅则气泄，惊则气乱，劳则气耗，思则气结，九气不同，何病之生？"

现代研究也发现，不良情绪除了可以直接影响神经系统外，还可以导致免疫系统、内分泌系统及其他系统功能障碍而发病。现已发现除精神类疾病外，也有许多器质性、功能性疾病的发生、发展与情绪有关，如溃疡病、高血压、冠心病、糖尿病、癌症等。

情绪产生时，身体会产生应卫物"气"保护机体，目前发现只有悲伤难过时，身体才会同时产生"气"和"痰"。情绪性质不同，应卫物"气"的成分也不同，人产生憎恨和大怒时，应卫物"气"的成分非常复杂，且毒性大。

作者的实践证明，不同的情绪产生的应卫物瘀积的位置也不同，几乎覆盖所有经络，导致经络不通，从而引起全身疾病，故《黄帝内经》有"百病生于气"一说。不同的情绪，开关位置虽不一样，但是大部分以胸前为主，具体如下：

（1）悲伤难过：开关区域在天突穴上一寸左右的咽喉部位、颧骨下方。

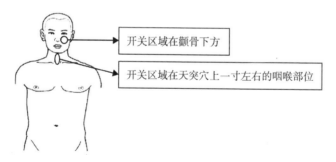

（2）恐慌紧张：开关区域在乳房上方。

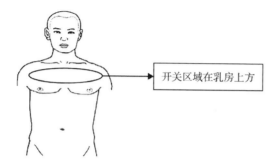

（3）脾气大、无名火：开关区域在右侧乳房的内侧。

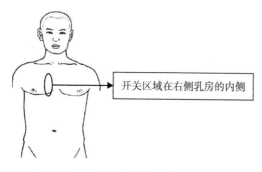

（4）生闷气：开关区域在胃部、颧骨下方和小指指甲外下方（相当于少冲穴的位置）。

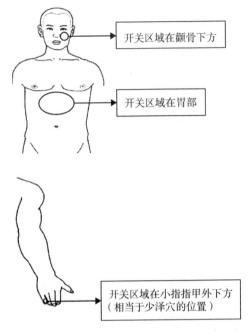

（5）着急、心急：开关区域在膻中穴。

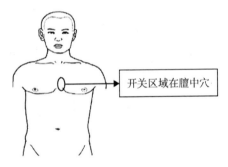

（6）恼火：开关区域在巨阙穴。

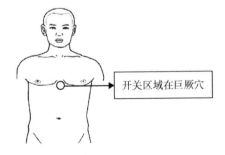

（7）大怒：开关区域在膻中穴和肚脐周围。

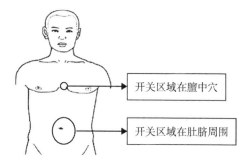

（8）多疑：开关区域在左侧乳房的内侧。

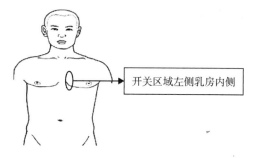

（9）烦躁：开关区域在膻中穴、双腋下中部和小腿肚。

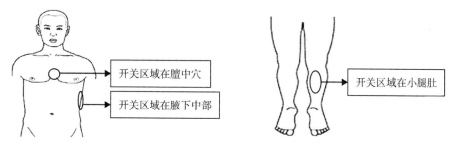

（10）抑郁：开关区域在左侧肋骨的下方。

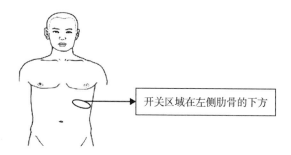

（11）焦虑：开关区域在左侧乳房的上方。

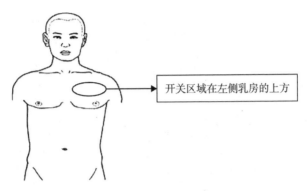

（12）愤怒、伤心、难过：开关区域在膻中穴和右侧乳房的下方。

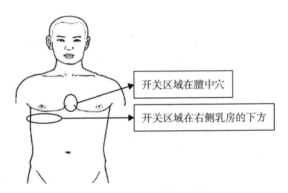

（13）大笑：开关区域在下脘穴与水分穴之间和颧骨下方。

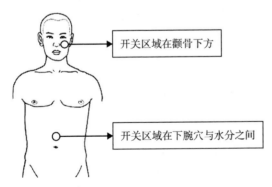

（14）恐惧难过：开关区域在右侧乳房的上方。

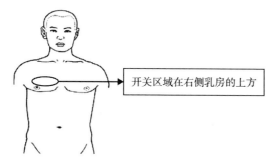

（15）憎恨：开关区域在鸠尾穴旁开 0.5 寸左右。

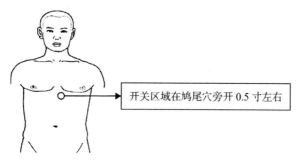

（16）大悲：开关区域在颧骨下方、咽喉与膻中穴之间、小腹二分之一处与耻骨之间。

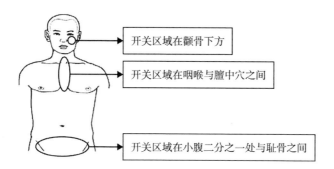

生活中，人们对各种情绪的字面意思理解可能会存在差异，所以在找开关时也不一定能区分得很清楚，在胸前一大片来找就行。当然大家对情绪的理解若能跟我一致会更好些，可以节约时间，快速找到开关区域，解除病痛。

5. 与外侵有关的开关区域

外侵是指外邪、细菌、病毒、环境等外因，通过血液、接触、空气等各种传播途径侵犯人体，危害生命。由于传播、感染途径不同，开关区域也不完全相同。这里介绍的开关区域主要是针对外邪和通过呼吸道入侵的外源，开关区域主要分布在第 11 胸椎以上的背部、胸前两乳之间、颧骨下方、咽喉部位、风池穴部位、双侧眉头、小腹二分之一处与耻骨之间等部位。

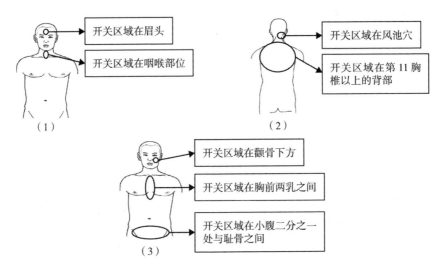

说明： 若图中的开关区域未特指左侧或右侧，通常情况下指双侧。如腋下中部是指双侧腋下中部，依此类推。

■ 部分开关区域范围注解：

1. 小腹二分之一处与耻骨之间：指髂骨之间的连线与耻骨之间。

2. 腋下中部：把腋下到髂骨上沿分成三等份，腋下中部在中间位置。

3. 手臂上端：从肩关节与肘关节之间。

4. 相当于 XX 穴及其周围：是指以 XX 穴为中点，上下左右旁开一指宽左右。

5. 肘关节外侧下方：把肘关节到腕关节分成三等份，当肘关节外侧下三分之一（四指宽）的区域。

6. 大腿外侧上端：把大腿分成两等份，从大腿中点与大腿根部外侧之间。

7. 小腿外（内）侧中部：把小腿分成三等份，中间一等份即是。

附录二 人体普通智能修复的日常保健

身似菩提树,心如明镜台。
时时勤拂拭,勿使惹尘埃。
——《菩提偈》

人体是一个开放的复杂巨系统。这一复杂巨系统每一分、每一秒都在与周围环境不断交互着。比如，通过呼吸、饮食、排便等，进行物质交互；通过视觉、听觉、味觉、嗅觉、触觉等，进行信息交互；阳光、空间磁场等也对人体产生一定的作用；生活环境、社会压力等也对人产生影响，而环境又不断受人的影响而改变，如全球变暖、雾霾、水污染、空气污染、食品污染等。这一复杂巨系统在与周围环境交互的过程中，无论是吸入式、食入式、接触式、注射式、贴敷式或者涂抹式，还是各种情绪、动作、姿势、穿着等都会在身体留下痕迹，我们的身体或多或少都会产生一定的垃圾物质，所以身体需要不定时的清排，保持人体内环境的稳定，才能维持体内各种机能正常运行，减少疾病的发生。如同汽车为了安全行驶，减少事故的发生，需要定期"保养"一样。日常保健修复成为身心健康必不可少的一部分，读者平时可根据自己的实际情况，有针对性地选择操作。日常保健修复均为二级开关，用挑刺方法打开即可。

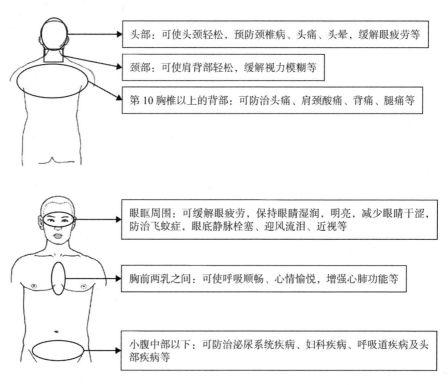

附录二 人体普通智能修复的日常保健

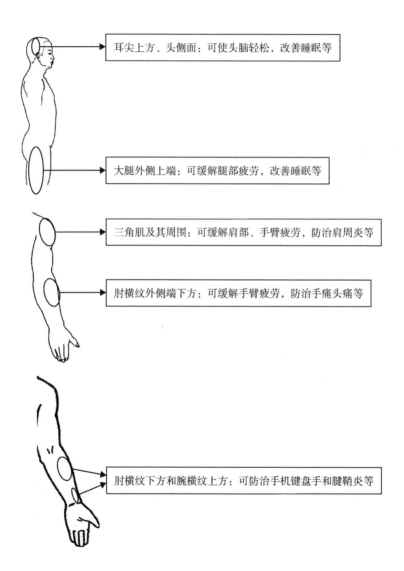

耳尖上方、头侧面：可使头脑轻松，改善睡眠等

大腿外侧上端：可缓解腿部疲劳，改善睡眠等

三角肌及其周围：可缓解肩部、手臂疲劳，防治肩周炎等

肘横纹外侧端下方：可缓解手臂疲劳，防治手痛头痛等

肘横纹下方和腕横纹上方：可防治手机键盘手和腱鞘炎等

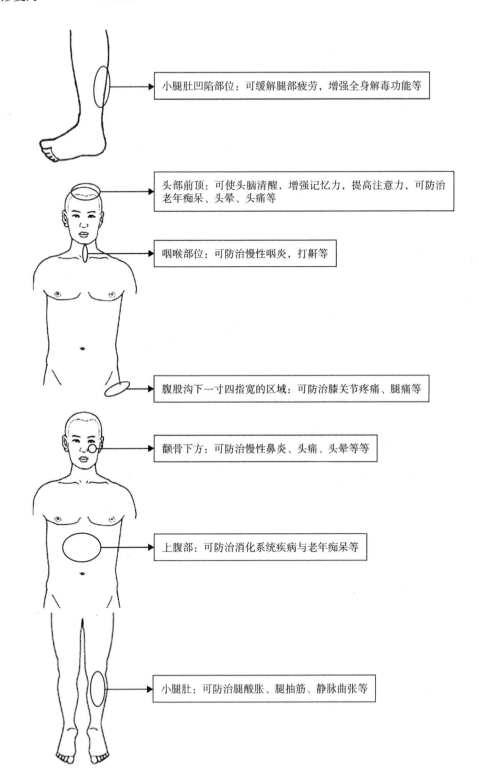

致读者

当您用心看这本书时，我心存感激，默默地为您祝愿！您健康，是我最大的心愿！

在生活中，人们早已习惯是什么病，吃什么药；是什么症，用什么方法来处理，这是一种以"病症"为指导思想的治疗和养生模式。而人体普通智能修复系统，是一种以"病因"为指导思想的人体自主修复的健康模式。既不需烦琐的辨证，也不用任何药物，只需找到与病症相关联的毛孔或表皮，轻点就好了。遵循"大道至简"的原则，把复杂的事情简单化。对于一种新生事物或一个新的概念，人们都有一个逐渐接受、熟悉、了解、再使用的过程。当您拿到这本书的时候，第一不要怀疑，第二要相信身体，第三按照书上讲解的去操作。慢慢地，您会发现人体如此智慧，人体普通智能修复系统操作如此简单，拥有健康原来如此容易！

安全始终是人体智能修复第一位的要求，只有速效才能迅速为患者解除痛苦。这也是人体普通智能修复系统最大的特点，简单与容易，才易学习与推广，世间并无万病皆医的仙法，更不能将其神化。我只能实事求是将其写得实用一些，通俗化与大众化一些，准确与安全一些，使广大读者真正做到一看就懂，一学就会，一试就灵，我就心满意足了。

读者在使用本书过程中如有疑问，可通过扫描下方二维码添加作者微信，添加时请备注"读者"。

后 记

《修复力——唤醒人体智能修复》是我历经25年的艰辛探索研究、萃取浓缩的部分精华,在亲人和朋友的关心、支持与鼓励下,经过半年时间编写得以完成!心情难以言表,犹如迎接初生的婴儿,百感交集。在此,对所有参与者表示深深的谢意!

人体智能医学是我通过研读大量古典医书和现代医书,归纳总结了古今疾病的特点和成因,解析了中、西医治疗方法的疗效、原理和优劣;针对目前疾病越治越多、越治越难治的医疗现状,基于现代人的体质、生活习惯、压力、情绪、环境等综合因素,以《黄帝内经》为指导,遵循"天人合一、治病必求于本"的原则,坚持"万变不离其宗"的宗旨,经过长期实践探索、研究、观察不断总结形成的。我在实践研究过程中,发现了人体内与生俱来,却一直处于隐藏状态,并充满智慧的、神奇、完整的自主康复系统,同时成功打开了人体普通、中级、高级智能修复系统,解码了人体高级智能修复系统的10个应用程序,创立了以"清因平偏"(作者注:清因平偏是人体智能医学修复的机理,指清排引起机体失衡的内因,使机体自然恢复平衡状态)为理论体系的人体智能医学。

一个新生事物或是一套新的理论诞生之初,必然会让人们感到陌生和难以理解。任何一个颠覆性的创新技术和新的学科问世时,都必然要经历一个被质疑、被认可、被接纳、被使用的过程,我研究的人体智能医学亦是如此。但我深信,作为一个真正的医者,只要真心为人类健康着想,以大众健康为己任,敢于破除迷信和冲破固有的科学禁地,就一定会被大众理解和接纳。

"没有创新,就没有发展。"本书的出版只是一个起点,一个新的开始,我真诚地期待与从事人体科学研究的科研工作者和医学界的有识之士共同携手，努力进一步完善这门新学科，让更多的人远离疾苦，造福人类！作为一位民间医者，我没有特殊的光环与背景，只有一腔热血、一颗真诚的心和一种坚定的信念，在有限的条件下去研究、探索人体科学的奥秘，也希望自己的研究成果能够流传于世，更好地服务患者，造福社会！由于时间仓促，本书内容尚不够完善，希望广大读者批评指正，多提宝贵意见。

我们留不住生命，更留不住岁月，但我们可以把健康留在拥有生命的岁月里！

感恩一路有您！祝您健康！